近代名中医误诊挽治百案析

医镜正冠

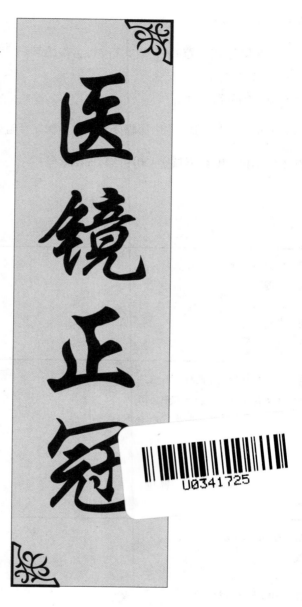

冷方南　编著

中国科学技术出版社

·北京·

图书在版编目（CIP）数据

医镜正冠：近代名中医误诊挽治百案析 / 冷方南编著 . — 北京：中国科学技术出版社，2019.8（2024.6 重印）

ISBN 978-7-5046-8253-6

Ⅰ . ①医… Ⅱ . ①冷… Ⅲ . ①中医临床—误诊—医案—近代 Ⅳ . ① R249.1

中国版本图书馆 CIP 数据核字 (2019) 第 054230 号

策划编辑	焦健姿　韩　翔
责任编辑	焦健姿
装帧设计	佳木水轩
责任校对	龚利霞
责任印制	徐　飞

出　　版	中国科学技术出版社
发　　行	中国科学技术出版社有限公司
地　　址	北京市海淀区中关村南大街 16 号
邮　　编	100081
发行电话	010-62173865
传　　真	010-62179148
网　　址	http：//www.cspbooks.com.cn

开　　本	710mm×1000mm　1/16
字　　数	226 千字
印　　张	20.5
版　　次	2019 年 8 月第 1 版
印　　次	2024 年 6 月第 2 次印刷
印　　刷	河北环京美印刷有限公司
书　　号	ISBN 978-7-5046-8253-6 / R・2390
定　　价	59.00 元

近代名中醫誤
診挽治百案析

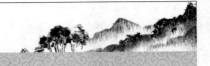

自 序

　　30 年前，由于承担北京中医学院毕业班临床教学和当时正在编写《中医内科临床治疗学》的需要，笔者曾查阅国内大量医案、医话、医论，从诸多医案、医话、医论中发现了许多在大部头著作中看不到的东西，切身感受到医家的真知灼见其实都散落在医案、医话、医论中，这才是近代中医学精华最宝贵的部分。

　　鉴于此，笔者向当时自己所在的中国中医研究院广安门医院主持业务工作的赵金铎副院长建议，组织编写《医话医论荟要》，其中收载了中国中医研究院广安门医院韦文贵、刘志明、朱仁康、沈仲圭、宋抱璞、严同斌、董德懋、周济民、赵金铎、赵永昌、段凤舞、谢海洲、路志正、韦玉英、徐振盛、王齐南、冉先德、祁慕珍、李光荣、冷方南、苏诚练、薛伯寿等的医案、医话、医论共 153 篇，该书于 1982 年出版后，还获得了中国中医研究院和卫生部中医司的科技成果奖。

　　受《医话医论荟要》编写思绪的启迪，笔者又参与到中华全国中医学会中医理论整理研究会组织编写的"五部医话"工作中，这五部医话分别为《燕山医话》（北京地区）、《黄河医话》（陕、甘、宁、晋、鲁、豫、青、蒙）、《长江医话》（川、藏、滇、鄂、湘、赣、皖、苏、沪）、《北方医话》（辽、吉、黑、津、冀、疆）、《南方医话》（浙、闽、黔、粤、桂、台、港）。

笔者通过大量医案、医话、医论研究发现，误诊医案有其特殊价值，而"名医误诊医案挽治"更具价值。在这种思路驱动下，笔者在临床教学中，结合临床实际进行了误诊医案、医话的分析，而这些医案分析也陆续刊载发表于《上海中医药杂志》《云南中医杂志》《吉林中医杂志》等多家期刊上。

笔者以为《医话医论荟要》、五部医话是近半个世纪以来活跃在我国中医药工作前沿的医家工作正面写实，今作《医镜正冠》则是从"误诊挽治"角度，探讨"误诊"病例是如何挽败为胜的，更具闪光性。"失败是成功之母"这句话即可概括笔者编写本书的初衷。感谢中国科学技术出版社对本书出版给予的支持与帮助，待本书出版后，望读过本书的同道不吝指教。

冷方南

写在前面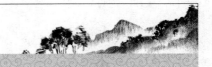

近代，指清代以后；名医，指全国有名或省内闻名者；误诊挽治，主要指名医挽救误诊误治案，也包括少量名医本身的误诊案及其挽治；案析，指据案辨析评述，兼述点滴体会。这就是本书命题之由来。

医案是理论与实践结合最紧密且生动活泼的医学教科书，最富有实践性，蕴藏着医者向疾病作斗争的智慧和灵感，是医学生涯的录像带。误诊挽治医案是医案宝库中一颗璀璨夺目的明珠，是医案海洋中最闪光的部分。

接受过高等中医教育并经过一段临床实践的中医师，应当把自己的学习重点由教科书、专著的纵向学习转向医案的横向学习，使自己的知识纵横联系，获得更多的临证自由。

我认为，医案学习十分有趣！医案打破了学科间的界限，把医生的知识领域扩大到了无限可能的范围。医案学习能帮助我们打破陈规陋俗，发挥医生的想象力和创造力；医案学习可以学到我们在教科书和专著中学不到的丰富知识；医案学习可以开拓思路，启迪灵感，开发我们的智力资源。

中医近代名家众多，其发明创造都蕴藏在现代医案著述中。加强对近代医案的整理研究，发掘其中独特的部分，是丰富发展中医理论和指导临床实践的一项迫在眉睫的任务。

近年来由于临床教学和临床研究的实际需要，笔者系统查阅了1949年以来公开和内部出版的一些医案医话，汇集了名家误诊挽治百案并逐案加以研究，以"辨析评述""体会"为题介绍了一点个人见解。这既是一个学习记录，又是一个研究纪实。这一情况为同道所悉，建议我将其著述出版。我个人认为，岂敢谓著述，学习作业而已，呈读者众师评判。是否及格，尚难知晓。我就是本着这样一种心情，把这个二十余万字的集子拿出来与老师们见面的。

冷方南

于中医研究院

凡　例

1. 精选近代名医（包括近代出书的少数清代名医）误诊挽治案例 100 案。每案皆按"案例""辨析评述""体会"三项编写。"案例"记述原案；"辨析评述"以证候的辨析为主，着重分析误诊的主要原因，兼评论治；"体会"依据该案误诊的实例，提出应吸取的经验教训或由此而引出的新见解。

2. "案例"来源，以书名列出，读者可根据上角注序码在书末"参考文献"中查到该书的作者、出版者、出书年月。

3. 少数案例在原书中无标题，本书引录时加了标题。

目　录

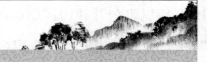

第一篇　温热病

第二篇　伤寒病

第三篇　内科病

第四篇　妇科病

第五篇　外科病

第一篇

温热病

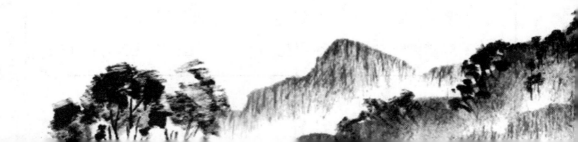

1 温邪入络

张菊人

[案例]《菊人医话·温热病》[1]

1922年曾医一男性温病患者，因初起即被升散杂投，致病陷中焦，继又服清热存阴之剂，虽然热退便通，但余邪业已散漫，左关弦紧，胁痛不能转侧，呼号之声达于五层院落之外。余认为阳明之邪虽解，真阴尚未恢复，少阳余邪留于胁肋之间，如用仲景柴胡法疗之，则与温邪入络治法相悖。乃用清热护阴、通络定痛之药，制成汤剂。一服之后，呼痛声仅三层院落可闻；再服而呼痛声仅达于室之内外；连服4剂之后，身可转侧，痛亦旋止。嗣后又用原方出入，未及旬日，恢复健康。北京药肆之有桑叶络，即始于此。

处 方		
鲜石斛 12g	钗石斛 12g	牡丹皮 9g
鲜橘络 6g	川贝母 9g	细生地黄 18g
栀子炭 9g	黄玉金 6g	桑叶络 15g
麦冬 12g	竹茹 9g	新绛屑 6g
鲜横桑枝 30g	金银花 9g	上血珀（胶囊装）1.5g

〔辨析评述〕

温病初起，邪在卫表，治当辛凉清解，却被升散，致温邪在卫失解，入陷气分。至气分，当区分在肺、在胃、在肝胆、在肠之不同，今既言在中焦胃，并未见里热燥结成实之象，必是阳明经热之证，当清热生津，投以白虎之类。某医却早投清热急下存阴之剂，致成热邪散漫入络，症现胁痛难以转侧，呼声高亢，左关脉弦紧，少阳胆经邪热壅盛，若按伤寒少阳病辨治，投以小柴胡汤，则方中柴胡有竭阴之弊，半夏、人参、甘草性温与阴伤病情不合，黄芩苦寒易于化燥伤阴，因之小柴胡之剂非所宜也。投之，与温邪入络治法亦悖。此刻病机特点是：①叠经升散，阴津已伤；②余热弥漫少阳胆络，邪正相争其所，而胁剧痛。故治法采取金银花、牡丹皮、栀子清热；石斛、生地、麦冬救阴；郁金、新绛屑、橘络、桑枝、桑叶络通络定痛。4剂见功，旬日康复。

体　会

温病在表，治不可辛温，但亦不能升散。温病，邪从口鼻而入，不比伤寒之邪从毛窍而入。发散、升散致汗出只能耗津，不能除邪，正治之法当予辛凉清解。一经升散津伤等误治后，虽邪在少阳，亦不能用伤寒少阳法治之，当以清热救阴和络之法，如误投小柴胡汤，则一误再误，阴愈伤，病必难救。

2 风 温

王现图

[案例]《临证实效录·温病》[2]

田某，男，73 岁，社员。

初诊：1974 年 4 月 7 日去往医院会诊。

病史：10 天来发热，头痛，咳嗽，喉痛，经本大队卫生所医生治疗，服清热解表剂加大黄等，大便一天泻数次，两天后病情严重，转某医院治疗无效，应邀会诊。发热、头痛，但热而不恶寒，头上出汗，下身无汗，口干发渴，咽喉干痛，食欲大减，烦躁失眠，全身困重，大便头干，小便黄热，精神不振，咽喉中觉有痰扰，咽物不利，时而微咳，鼻孔干燥等。检查：脉数有力，舌质红，舌苔薄白缺津，体温38～39℃。验血：白细胞计数 18 000 /mm³，营养欠佳，卧床不起已 7 天。

辨证：风温居表，误用清泻之剂，耗伤气阴，使外邪不解，留恋难愈，气阴两伤之证。

治则：益气养阴，清温透邪为主。

处方：白虎汤合银翘散加减。

白虎汤含银翘散加减

太子参 15g	知母 10g	生石膏 30g
金银花 15g	连翘 15g	麦冬 15g
苇根 30g	甘葛 15g	板蓝根 30g
甘草 5g		

二诊（4月11日会诊）：热轻、病情好转，脉沉而数，舌质红赤，苔转黄腻，大便转秘，体温 37.5℃。改服大柴胡汤加减，表里两解。

处 方

柴胡 10g	黄芩 10g	太子参 15g
枳实 10g	赤芍 10g	大黄 10g
知母 10g	白茅根 30g	

三诊（4月13日）：服药两剂，大便每天解两次，小便仍黄，发热大减，喉痛亦轻，饮食增加，体温 37℃，脉象虚数无力，舌质红，舌苔薄而微黄，口干发渴亦轻，但头晕、咽干、乏力。证属邪热去而气阴未复之象。

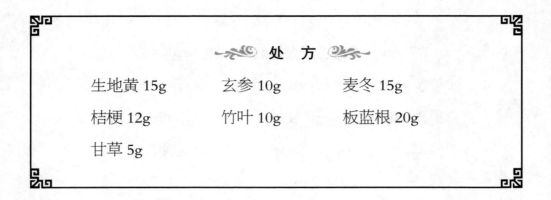

处　方

生地黄 15g　　玄参 10g　　麦冬 15g

桔梗 12g　　　竹叶 10g　　板蓝根 20g

甘草 5g

四诊（4月16日）：服药3剂，诸症全消，次日出院。

〔辨析评述〕

　　风温在卫分，服清热解表剂尚合证情，但绝无大黄通下之理，妄用攻下，误治使邪陷手太阴肺经气分，卫气同病，故用白虎汤合银翘散加减主治。

　　某医，在卫之所以用大黄，必因见大便不通或干结不下。温邪在卫大便不通，非大肠燥结成实，若系燥结，必有"痞满燥坚实"等表现，此则肺失宣降，大肠气机不畅所致，如能用桔梗、杏仁宣降肺气，即可启大肠之气闭。误用大黄攻下之后，但热不寒，邪陷气分，热逼津液则头汗出；渴甚、舌面缺津、喉干，示津已伤；舌红、脉数，热已深，幸苔还薄白，尚有由气透卫之机，治疗时单纯辛凉平剂焉能胜任？非虎啸风生，金飙退热，而又能保津不可，故辛凉平重之剂合用，冀希热清津复，或可挽回。可是，二诊时由于热势发展较速，脉转沉数，舌质红赤，苔转黄腻，大便转秘，已成必下定局，不改用大柴胡汤表里双解，则不能控制热势，此又为证变法变，不可拘泥于"不下"之理。服后，邪热去而气阴未复，终以增液汤养阴，板蓝根、桔梗、竹叶、甘草清解余邪兼利咽喉，不日获痊。

体　会

温病在卫，治须清肃上焦，不犯中下。《温病条辨》上焦篇论辛凉平剂银翘散方时说："岂有上焦温病，首用中下焦……劫夺之品，先劫少阴津液之理！……加入大黄、芒硝，惟邪入阳明，身体稍壮者，幸得以下而解，或战汗而解，然往往成弱证，虚甚者则死矣。况邪有在卫者……妄用下法，其害可胜言耶？"误下必致表邪内陷，且重伤阴津。挽治之法须区分表证之是否仍在表，内陷之邪是在气、在营。在气者，又有在肺、在肝胆、在胃、在肠之别，辨析明确，然后遣方用药，才不致误。

3 感 冒

张子琳

[案例]《张子琳医疗经验选辑》[3]

徐某，男，43岁。太原市某单位干部。

1978年6月17日初诊：素体虚弱，1周前不慎感冒，头晕，左耳鸣，发高热，体温38.5℃，至今不退。现有四肢困痛，咳嗽，气紧，口干唇焦，鼻塞干燥，恶心嗳气，食欲减退，大便干，小便黄等症。曾用西药消炎、退热，其病不解。又改服中药，补虚解表（大剂参、芪），热仍不退。视其舌苔白燥少津，脉浮而数，此乃外感风热灼伤津液。急则治标，拟辛凉解表，清热止咳，辅以生津润燥。

处 方

桔梗 6g	金银花 15g	连翘 12g
芦根 15g	荆芥 10g	竹茹 6g
杏仁 10g	瓜蒌 15g	菊花 10g
桑叶 10g	甘草 5g	陈皮 6g
前胡 10g	生石膏 15g	

6月20日复诊：上方服第一剂后，得微汗，身热已退，试体温已正常。服第二剂后，精神也较振作。现症：头晕不清，耳鸣，口干苦不适，食纳不佳，轻微恶心，大便稍干，嗳气，舌苔白燥，脉不浮略数。此为表解、热退、胃津受伤之证，治以养阴开胃，清解余毒。

处　方

桑叶 10g	菊花 10g	芦根 15g
麦冬 10g	石斛 12g	竹茹 6g
陈皮 6g	鸡内金 6g	炒谷芽 10g
地骨皮 12g	甘草 5g	神曲 6g
瓜蒌 15g		

水煎服，2剂后，诸症遂平。

〔辨析评述〕

(1) 感冒之属于素体虚弱者，常规治法当补虚解表。补虚之法：营卫不和者，调和营卫用桂枝汤，肺脾气虚者，补气解表用补中益气汤或人参败毒散，阳虚外感寒邪者，温阳发表用麻黄附子细辛汤或再造散（陶节庵方）。

(2) 本案现症表现为头晕身热，咳嗽气紧，肢体疼痛，口干唇焦，鼻塞干燥，溲黄，便干，苔白燥少津，脉浮数，结合发病季节为初夏，地域为北方，属一派风热伤津化燥之象。但初感时，业经消炎、退热，属于冰伏之列，病不解，以其素体虚弱，又施补虚解表，迭投参、芪，致邪气内闭，热邪伤津化燥。救治之法：急用桔梗宣发肺气，开启邪热之内闭，为邪热外出辟开门户；用银花、连翘、桑叶、荆芥、菊花辛凉散邪外出；杏仁、前胡肃降肺气以治咳促气紧；陈皮、瓜蒌理气化痰和胃宽膈；芦根、石膏清热生津而去燥。药证契合，1 剂热退身凉，2 剂精神振作。复诊时，用养阴开胃、清利上焦余邪，2 剂全效。

体 会

治病应强调辨证，辨证须注意标本缓急。本例患者素体虚弱可谓"本"虚，然而外感风热，迭经冰伏、补气等误治，呈现一派邪气内闭未解、津伤化燥之象，急当治其标，立处启闭辛凉宣散、清燥救肺之法，挽逆救治方获成功。倘若置标病之急于不顾，再予扶正补益，或投苦寒冰伏，必邪气内闭愈锢，致热势鸱张，消灼阴津更甚，乃致成不可挽治之险地。

4 风温误治热入心包

李继昌

[案例]《李继昌医案》[4]

余某，男，成人。原患风温病，因误服辛温药物，以致病情恶化，高热神迷，鼾睡，谵语，不饮不食，小便涩赤，大便 3 日未解，脉洪而数，舌尖红绛，苔黄厚腻而干。此系风温失于清透，误用辛温，以致邪热内陷心包，夹痰蒙蔽清窍。法宜清热解毒，豁痰开窍，以救垂危。

处 方

天竺黄 6g	炙远志 3g	石菖蒲 3g
烧牙皂 6g	川贝母 9g	竹沥每服 20 滴
郁金 9g	炒黄芩 6g	黄连（酒炒）3g
炒山栀 4.5g		

配服安宫牛黄丸，早晚各服 1 丸。

二诊：高热递减，神识稍醒，能少饮流汁，脉数。舌红苔薄黄腻。方用安宫牛黄丸，日服 3 次，早、午、晚各服 1 粒，连服 2 天。

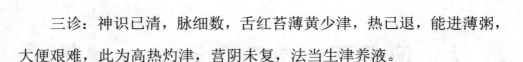

三诊：神识已清，脉细数，舌红苔薄黄少津，热已退，能进薄粥，大便艰难，此为高热灼津，营阴未复，法当生津养液。

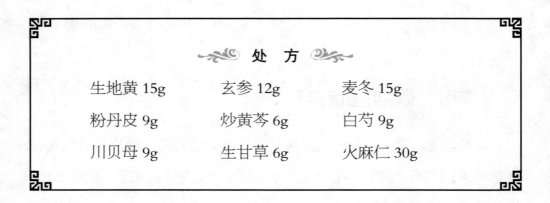

处 方

生地黄 15g	玄参 12g	麦冬 15g
粉丹皮 9g	炒黄芩 6g	白芍 9g
川贝母 9g	生甘草 6g	火麻仁 30g

四诊：上方服两剂后，各症悉平，嘱其每日早、午、晚各服六味地黄丸 1 丸，连服 1 周。

〔辨析评述〕

(1) 本案壮热、谵语、便秘、脉洪数、苔黄厚腻而干，极似阳明腑实证候。热在气分，当"渴饮"，今反不饮不食，《温病条辨》上焦篇第十四条说："太阴温病，寸脉大，舌绛而干，法当渴，今反不渴者，热在营中也。"此外，神昏、鼾睡也不是阳明实热证候所独有，特别是"舌红绛"更非阳明气分所应见，又无痞满燥坚实等里实见症，所以属营分证候无疑。营分证候治当用清营汤，为何不投清营？回顾病情证治演变，此系风温误服辛温，《温病条辨》上焦篇第十六条云："太阴温病不可发汗，发汗而汗不出者，必发斑疹，汗出过多者，必神昏谵语。……神昏谵语者，清营汤主之，牛黄丸、紫雪丹、局方至宝丹亦主之。"

本案则师其法未泥其方，以清热解毒、豁痰开窍为法，用芩、连、栀清热解毒，天竺黄、远志、石菖蒲、牙皂、川贝、竹沥、郁金清化热痰开心窍，配以安宫牛黄丸"凉开"，更增凉营开窍之功。投后，热退神醒，后现大便艰难，而用增液行舟、滋养肝肾阴液而收全功。

(2) 神昏谵语一症，气分实热有之，营分证候亦有之，最当辨析。温病误用辛温发表，出现神昏谵语，吴瑭辨证颇为精湛，其于《温病条辨》上焦篇第十六条自注云："温病忌汗者，病由口鼻而入，邪不在足太阳之表，故不得伤太阳经也。时医不知而误之，若其人热甚血燥，不能蒸汗，温邪郁于肌表血分，故必发斑疹也。若其表疏，一发而汗出不止，汗为心液，误汗亡阳，心阳伤而神明乱，中无所主，故神昏。心液伤而心血虚，心以阴为体，心阴不能济阳，则心阳独亢，心主言，故谵语不休也。且手经逆传，世罕知之，手太阴病不解，本有必传手厥阴心包之理，况又伤其气血乎！"

体　会

　　风温多发于冬春两季，风为阳邪，温为阳邪，两阳相合化火极速，风性善行数变，决定了风温病发病急、传变速、每易内窜营血的特点。

内窜营血，可以由"顺传"而来，亦可由逆传而至，本案未经气分阶段，直现营分证候，是谓"逆传"范畴。逆传的条件可因病邪凶猛、素体正气不足所致，本案则系误治造成。

　　营分证与热入心包证同中有异。热入心包属营分证候范畴，但营分证不一定都出现热入心包。本案高热、神昏、鼾睡、谵语、脉数、舌尖红、苔干发生在风温病误投辛温之后，医者慧眼先识，抓住舌尖红绛一症，立断为热入心包，其特点是有邪热内陷、煎液为痰、痰热相结、闭阻心窍，所以不是一般营分证候用清营汤清营泄热所能奏效，必投以清心豁痰开窍才能显功。

5 春温病阳明经热证

吴佩衡

［案例］《吴佩衡医案》[5]

　　王某，男，年25岁，住四川省会理县北关。于1924年2月患温病已

4日，前医以九味羌活汤加葛根、柴胡、紫苏等与服之，服后汗出未解，发热更甚。延余诊视，病者壮热，恶热而烦渴喜冷饮，头痛，但头汗出，面赤而垢，鼻干而喘，唇赤口燥，苔黄而无津，小便短赤，大便3日不解。此系春温病误用辛温发汗，耗伤阴液而成阳明经热之证，以人参白虎汤加寸冬治之。

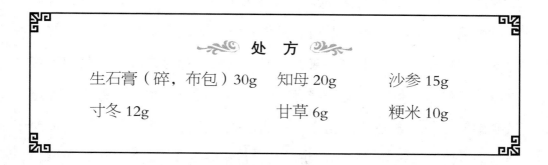

处 方

生石膏（碎，布包）30g　　知母 20g　　沙参 15g

寸冬 12g　　　　　　　　甘草 6g　　　粳米 10g

连服2盏，竟仰卧而寐，数刻则全身大汗淋漓，热势渐退。次日复诊烦渴已止，脉静身凉，继以生脉散加生地、杭芍，1剂霍然。

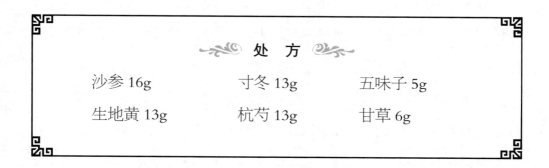

处 方

沙参 16g　　　寸冬 13g　　　五味子 5g

生地黄 13g　　杭芍 13g　　　甘草 6g

〔辨析评述〕

既患温病，在表阶段必见发热重恶寒轻，口渴，舌边尖红，脉浮数等卫分证候，某医却予九味羌活汤加味治之。九味羌活汤是金代名医张元素首创，称谓"解表通剂"。《医方考》云：触冒四时不正之气而成憎寒发热，头痛身痛，口渴，人人相似者，此方主之。《广温热论》述：热在皮肤，扪之烙手，久按反轻，必兼头痛项强，腰痛胫痛，或头面、身体、皮肤有红肿疡痛，诸证不必全现，有一于此，便是表证发热，九味羌活汤……综观之，九味羌活汤是个主治"伤寒"的方剂，后世温病专家亦用，主治温病兼见外寒者；风温、春温初期可用解表散寒，但风温、春温不兼外寒者，或邪已从热化时，散寒之药则不可再用，当以辛凉解表、清热解毒为主，绝无用温之理。本方主治外感风寒湿邪，内有蕴热，故见憎寒壮热，肌表无汗，头项强痛，肢体酸楚疼痛，口苦而渴者，以羌、防、苍、芷解表发汗，散寒祛湿，川芎、细辛治头痛，生地滋阴清热，黄芩泄热，并以地、芩之寒制约羌、苍、芷、辛之燥，此方治外感风寒湿邪而内有里热之证。此证外有风寒湿邪，故见憎寒发热，内有里热则发热口渴，状似温病，实属伤寒。《通俗伤寒论》从此方加减而创制苏羌达表汤（苏叶、羌活、防风、光杏仁、白芷、橘红、生姜、苓皮），主治伤寒外有风寒湿邪、无汗而喘。

本案为春温病，非伤寒，误投辛温香燥，重伤津液，引邪内陷气分，所以发热更甚。吴氏挽治时所见阳明经热"四大症"已初具规模，立处人参白虎汤加寸冬，两服，脉静身凉，继以生脉散加地、芍一剂而瘥。此认证准而疗效显，立竿可见。

体　会

(1)温病与伤寒皆属外感六淫发病，一为温邪，一为寒邪。感温者，按卫气营血传变；感寒者，按六经传变。

春温误诊为伤寒而投辛温造成误治，此种现象不乏其例，诚足为戒。

(2) 金代张元素九味羌活汤创制时代，伤寒学说盛名一时，温病学说虽有孕育但未引起中医学术界重视，张氏所制并云"解表通剂"实际上是外感风寒的解表通剂，不能概括后世的温病解表方药。

今人用古方，审其主治时，切勿在字面上理解，要注意制方时的学术发展背景，才不失为全面。某医所犯误投辛温之由，一可能误将温病诊为伤寒；二被九味羌活汤"解表通剂"所惑，不辨寒温，凡"表"皆投，以致犯了寒温误诊误治的错误。

6 春温误治变证

李继昌

[案例]《李继昌医案》[4]

1942 年春，刘某，男，34 岁。发热 3 日，口渴无汗，前医误作伤寒而投以麻黄附子细辛汤 1 剂，以致变证垂危，壮热无汗，烦渴谵妄，舌边红绛，苔干黑起刺，脉洪滑，热炽津伤使然，乃春温误服辛温之变。盖春温一病，每因里有伏热，又为新寒触发所致，故发病初起，除径见身热口渴、溲赤苔黄等里热津伤证候外，又常兼微寒无汗等表证，论治当以解表清里为宜。今误用辛温则更劫其阴而助其焰，以致津液愈涸而热势益张，诸变丛生。以保阴清热生津之法为治。

处 方

生地黄 15g	玄参 12g	天冬 8g
麦冬 15g	石斛 9g	天花粉 9g
生石膏 30g		

上方连服 6 剂后，温邪全解，诸症悉除，守原方去生石膏续服 3 剂以善其后。

〔辨析评述〕

春温为伏气温病，多见于烦劳多欲之人，阴精久耗，所谓冬不藏精，春必温病。春之病于温，是冬时感受寒邪，伏于少阴，郁久化热，乘春升之阳，燔燎之势，直从里发。故初病即见发热、口渴、溲赤等里热特征。春时，外受风寒，又兼见微寒无汗之表证。医者为外在之表寒所惑，忽视在内之里热，误投温阳解表之麻黄附子细辛汤。表寒不解，反助里热，遂出现壮热、烦渴、谵妄、舌红绛、苔干黑起芒刺、脉洪滑。幸未里热结实，挽治急投增液白虎汤救其气燥津枯、阴伤液涸之危，连投 6 剂，收津回热退显绩。

体　会

(1) 新感温病与伏气温病的鉴别要点是：新感温病初起，邪热在卫，尿多无大改变，苔薄而质无改变；伏气温病（春温）初起，即显溲黄赤、苔黄厚或质红等里热之象，此为重要鉴别点。余症如发热重恶寒轻、口渴等，温病在卫皆可见之，不足为别。乃至邪热入气分，则治无大别。但伏气温病较之风温变幻多、症势险，这是与其里有郁热、阴分先伤的特点有关。

(2) 秦伯未在《谦斋医学讲稿》中指出：新感与伏气可不必分，新感温病的患者，假如内热素重，或阴分素虚的，化热多速，很早即见里证，相近于所谓伏气温病，为此伏气的名词可废，而伏气的含义以及前人治疗伏气的经验，仍须重视，且有加以整理总结的必要。秦老所论，颇有见地。我意是：素有内热，或未感新温之前即有阴虚之证者，感受新温之后，其传变规律皆可按春温处理，不必拘于"冬不藏精"。

7 暑时夹阴格阳

顾渭川

[案例]《渭庐医案醇賸》[6]

王某，初诊时，身热不扬，昏语欲狂，瘛疭不定，一候眼不能合，面红目赤，足部冷，舌苔白滑，溺无涓滴。所服清暑凉剂，烦躁愈增，

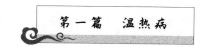

汗不能出，脉象洪而重按不应。此系盛暑饱食入房，复贪凉使然。已现格阳征象，恐其阳越而脱，急急权宜温下托汗。

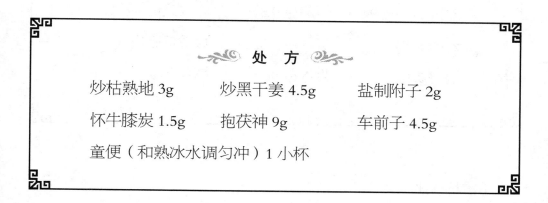

处　方

炒枯熟地 3g　　　　炒黑干姜 4.5g　　　盐制附子 2g

怀牛膝炭 1.5g　　　抱茯神 9g　　　　　车前子 4.5g

童便（和熟冰水调匀冲）1 小杯

二诊：昨投温下托汗之剂，夜得微汗而睡，醒后神志渐苏，自诉头痛，口渴索饮，壮热烦闷，脉见右关洪实，舌苔变干黄厚。阴寒既去，而暑湿夹食之症已显，转用清通兼化。

处　方

凉膈散（分 2 次吞，鲜竹叶汤送下）1.5g

三诊：昨药脘腹作痛，二便即解，汗出遍体，诸症霍然，唯精神疲倦耳。脉平而软，应养气阴。

处　方

吉林参（另煎，冲）3g	带心麦冬（米炒松）4.5g
炒松小生地 9g　　炒扁豆 9g	炒薏苡仁 9g
云茯苓 9g　　　　炙甘草 1.5g	炒香瓜蒌皮 6g
橘白 2.1g　　　　生谷芽 9g	熟谷芽 9g

〔辨析评述〕

(1) 盛暑饱食入房贪凉。出现身热不扬，面红目赤，脉洪，足冷，烦躁，舌苔白滑等表现。面红目赤，脉洪，似属实热，然足冷，烦躁，舌苔白滑，却属阴寒内盛，合而析之，为阴盛格阳证候。前投清暑凉剂，纯属误治。

格阳之证误投清凉，烦躁愈增。躁属阴，阴盛则躁；烦属阳，虚阳上扰则烦。烦发于内，属主观自觉症状，躁形于外，为客观可见症状。烦躁俱见，阴虽盛，阳尚在，若不烦而躁，则属真阳已绝，神气散乱，危势更重。幸残阳尚存，急投温下元以托汗，非姜附理阴不可，佐童便引之直下，和以熟冰水防其格拒，即冷香饮之意也。迨阴寒一去，暑湿夹食之症方显，并以转化燥热，若不即用凉膈扫荡，又恐邪热劫津，致生他变，所谓兵贵神速也。病去，正气暗伤，只需人参养胃加减调理足矣。

(2) 干姜附子汤治阳气大虚，阴寒内盛之证，急以回阳。附子峻补元阳，须得干姜温守中宫，方能以纯阳之性挽回垂危之阳，姜附同用，才能共奏回阳之功。原本附子用量大于干姜，干姜约用附子之半量，然本案附子却用干姜之半量，确值商讨。

体　会

(1) 中暑，医用清凉，亦是无伐天和之意。但暑热交蒸，饱食入房贪凉，再投以凉剂，恰如雪上加霜。房事后肾中阳气逢亏，加之凉剂挫阳，遂呈阴寒内盛，格阳于上之势。姜附理阴救阳，阳复寒退，但中焦暑湿已经化燥，呈现口渴索饮、壮热烦闷、右关脉洪实、舌苔干黄而厚，不可疑为姜附过失。而系两证，治须分途。顾氏当此紧要关头，条理清晰，急施凉膈清理中上二焦燥热。

(2) 此既有下焦阳衰阴盛、残阳外越的真寒假热证，同时又具上中焦暑湿夹食化燥之证。病情险峻，头绪纷杂，究当回阳救逆，或当清暑涤热。二证皆急，然急温回阳，更属急中之急。若非高手，难能洞察分明，无穷应变。

8 暑 温

张伯臾

[案例]《张伯臾医案》[7]

张某，女，13 岁。

一诊：1976 年 8 月 12 日。

恶寒高热无汗，体温达 40℃以上已 5 天，曾用多种抗生素治疗无效。初起头痛，现已止。口干不多饮，腹胀便溏，咽红而痛，脉浮小数，舌边红苔薄白。暑温外受，兼有蕴湿，拟解表清暑化湿。

✦ 处 方 ✦

陈香薷 4.5g	淡豆豉 9g	扁豆衣 9g
厚朴 6g	炒黄连 4.5g	大腹皮 12g
鲜藿香 9g	炒黄芩 9g	广木香 4.5g
焦山楂 9g	生薏苡仁 30g	鲜佩兰 9g
焦神曲 9g		

二诊：1976 年 8 月 13 日。

汗出身热未退，便溏 1 次，脉舌如前。前方去陈香薷。

三诊：1976 年 8 月 14 日。

昨夜汗出颇畅，今晨身热虽减未退，咽痛亦轻，昨晨大便 1 次质软，口干减，舌尖红，苔白腻前半已化，脉小数。暑温有从外解之象，再拟清化。

处　方

清水豆卷 12g　　　生山栀 9g　　　金银花 12g

连翘 12g　　　鲜藿香 9g　　　茯苓 9g

炒黄芩 9g　　　川朴花 6g　　　炒薏苡仁 18g

扁豆花 9g　　　鲜佩兰 9g　　　六一散（包煎）18g

〔辨析评述〕

(1) 8 月中旬正值暑季，外感夏令暑热之邪而病，《素问·热论》云："先夏至日者为病温，后夏至日者为病暑。"本案病发于夏至之后，故云暑温。

(2) 当与湿温鉴别。两者发病季节相近，临床表现中焦气分症状相似。两者在卫分阶段，暑温多见高热，湿温在卫则身热不扬，入气邪从热化证候方见高热。本案恶寒高热无汗、脉浮，表卫证俱在，暑温无疑。暑温无汗方可发汗；湿温无汗则不可发汗，防湿热上蒙、清窍被阻之变。

(3) 临床表现为：恶寒高热无汗，脉浮小数，病虽 5 日，卫分证仍在。口干不多饮，腹胀便溏，舌苔白腻，中焦气分湿邪甚重。暑温为外感暑热毒邪而发病，法当口渴，面赤，脉右大于左。今口不渴，虽有 40℃ 高热，却面不赤，脉不洪而反濡（浮小数），暑温卫分证短暂，今已 5 日卫分证仍在，此非一般暑温病可知，实为外感暑湿之邪，湿重于暑。湿重于暑，缘何而来？①发病季节正值长夏，暑湿偏盛，不比常见的暑温病发病在小暑至大暑季节暑热偏盛。②病者素体中焦或有积湿。③初起迭用多种抗生素苦寒之剂，外致冰伏其邪，表卫逗留不解，内增寒凝助湿。致在卫之邪未透，气分之湿反增，时值病后第 5 日，非同当初发病之单纯。

初诊以黄连香薷饮加味治疗，发表清热后汗出热不退，表明湿热蕴结，热因湿留。所以，虽初诊、二诊方中用香薷、豆豉解表，鲜藿佩清暑湿，黄连、黄芩清气分热，厚朴、扁豆衣、薏苡仁运湿，但因湿邪过盛，单纯运湿难令湿邪速去，虽有苡米一味淡渗，尚嫌力所不及。三诊时以清水豆卷、银花、连翘清卫分热，引邪由气转卫，川朴、扁豆用其花，清灵以利宣透，增茯苓、六一散，配苡米以加强利尿渗湿，令湿去有路，2 剂寒热退清。

(4) 初诊、二诊制解表清暑化湿法并无原则不当，只因对热与湿孰轻孰重估计不足。若单纯卫分表实无汗，香薷汗后当汗出热退。若单纯气分湿热，芩、连清热，藿佩芳化，当湿热并除。实际病情是：暑湿迭用苦寒，病机生变，出现了湿重于热的局面，此湿单纯芳化、运化，不能速去，必以利湿、渗湿，宣透气分之后，才获湿热并退之效。

体 会

　　暑温病当见口渴、面赤、脉右大于左，若口不渴、面不赤、脉右不大，当察其由。非病者素体中湿，即外湿偏盛。此外，当虑及有无误治，如迭投苦寒清热之例。

9 伏 暑

李聪甫

［案例］《李聪甫医案》[8]

　　曾某，男，40岁。起病恶寒发热，头痛身疼，前医屡用羌、独、柴、防，汗出而热不解。病变手足瘛疭，呕恶昏瞀，四肢逆冷，呓语喃喃。

　　诊视脉弦而数，舌苔黄燥。证因伏暑于内，消灼胃津；又因辛温发汗，重夺津液。经脉失营，故显瘛疭厥冷。热淫于内，故呈呓语昏瞀。

湿热交织，脘膈不舒，脉弦苔黄，当从枢解，治以转枢泄热。

处 方

香青蒿 10g	淡黄芩 7g	瓜蒌仁（捣）10g
鲜竹茹 10g	鲜枇杷叶（刷净）10g	
炒山栀 7g	川郁金 5g	润玄参 7g
连翘心 10g	鲜芦根 13g	益元散 10g
左金丸（分吞）3g		

复诊：诸症俱解，如释重负。知饥不食，热伤胃阴。法当甘寒以滋养胃阴，少佐苦寒以清化余热。

处 方

鲜石斛 10g	麦冬 10g	鲜竹茹 10g
枇杷叶 10g	杭白芍 7g	瓜蒌仁（捣）7g
润玄参 6g	鲜芦根 7g	淡黄芩（捣）7g
炒山栀 5g	川郁金 5g	炒枳实 3g
生甘草 3g		

连服数剂，余热尽退，食纳增进而痊。

〔辨析评述〕

(1) 夏感暑湿之邪，留伏体内，新感深秋大凉或冬寒之气而发者，称"伏暑"温病。发于秋季的名"伏暑秋发"，发于冬季者谓"伏暑伤寒"或"冬月伏暑"。邪伏时间愈久，伤阴愈重，故冬发者极易陷入厥少二阴，治疗上最重要的是固护真阴。

(2) 本病在"卫分"阶段见恶寒发热、头痛身疼，加之病发秋冬，与外感风寒极其相似乃尔。但仔细查证，必兼便溏、溺赤而短等暑湿特点。治疗上，新感与伏暑（邪）均轻者，用新加香薷饮。新感较重者，脉紧无汗，恶寒重，发热轻，当用三物香薷饮。表证轻，内热重（伏邪过重）者，用黄连香薷饮。总之，在"卫"阶段，以疏表发汗而解新寒兼透伏热为主。

某医仅凭季节在深秋初冬感凉而发，加之表寒症状皆在，忽视了内伏暑湿的临床表现，误诊为外感风寒湿邪太阳表实证，纯用羌、独、柴、防辛温发汗、祛风胜湿，重夺阴津，遂现逆变，手足瘛疭，呕恶昏瞀。

(3) 李聪甫挽逆之诊，凭前医投辛温发汗病不解，迅即出现脉弦数、苔黄燥，知暑伏于内，经此一汗，重夺阴津，故瘛疭。经此辛温，里热更张，则生昏瞀。当此阴津重劫，里热弛张，湿热蕴阻中焦之时，立投转枢泄热之法，得以从气透卫，病势得控。善后调护胃阴，少佐清化余热之品而痊。

体 会

伏暑病发于冬季时，其初起在"卫"阶段当与冬温、感冒相鉴别。以热型言，冬温"发热重恶寒轻"，感冒风寒则"发热轻恶寒重"，伏暑为发热重，而恶寒之轻重则视新感之微甚有别。从舌质论，冬温舌边尖红赤，外感风寒舌质多无变化，伏暑多见舌赤或绛红。切其脉象，冬温多浮数，感冒多浮紧，而伏暑较少见浮脉，以弦数、沉数等里热表现为主。冬温病以咳嗽、鼻塞流涕等温邪上受首先犯肺症状为主，感冒则以恶寒发热、项强、头身痛等太阳经气不舒症状为主，而伏暑初起虽外有寒束，同时即见胸腹热如焚等暑热之象。冬温治以辛凉开肺，切忌辛温；风寒感冒则必投辛温发汗，伏暑当解新寒兼透伏热，表里同治。

10 湿温邪陷厥阴

王显夫

[案例]《上海老中医经验选编》[9]

陆某，男，18岁。起病已10余日，邪尽化热，体温40℃。而面容苍白，四肢寒冷，皮肤微热，脉沉细而数，舌苔焦黑无液，神识昏迷，谵语，鼻煽，气急而微，口甚渴，肢体震颤，胸腹间白痦隐约不明，色灰白无光彩，小溲赤，便不行。病邪已从营分深入厥阴，阴液将绝，元气将脱，勉拟一方冀挽回于万一。观此病，前医处方类同，似乎不谬，余方仅加人参、枫斗二味。

处 方

吉林参（另煎兑）6g	鲜生地黄 15g	黑山栀 12g
炒丹皮 12g	羚羊片 2.4g	鲜沙参 12g
连翘 12g	薄荷叶 1.8g	龙齿 15g
石决明 30g	桑叶 9g	葱白头 2个

另用老枫斗（煎汁代茶）3g。

服药后震颤、谵语、气急均较平定。体温略降，吐黏痰，略有咳嗽，病邪已有外达之机，遂以原方加青蒿、竹茹、天竺黄三味，连服1剂，得微汗，四肢转温，脉较有神，舌稍润，神清㾦透，已转险为夷，继续为其调治月余而愈。

〔辨析评述〕

湿温重症，已现高热、神昏、谵语、鼻扇、肢颤、舌苔焦黑无液，邪入营血、肝风内动证据确凿。前医投以凉营息风之剂似乎不错，何以无效，病势反而转重，王氏方仅加人参、枫斗二味而即见效。凡时感病之进退关键，决定于正气与病邪相争之孰胜孰负，正气胜则病自退，邪气胜则病必进。故未有元气充而病不痊者，亦未有正气竭而命不倾危者。今湿温，邪已尽化热，并入营血，反现"面容苍白""四肢厥冷""气急而微""胸腹间白㾦隐约不明，色灰白无光彩"，元气大亏可知，邪盛正虚，故病势逆而且陷。经云："逆者平之，陷者举之"，"平逆"与"举陷"虽似两歧，然而沉疴大疾有时必须兼筹并顾。若第知平其逆，而不知举其陷，则正气衰而莫振，邪气入而不出，变生旦夕者屡见不鲜。倘或疑为病重药轻，为背城一战之计，改用攻伐大剂，病邪虽可得以向外驱出，但正气往往亦随之而去，同归于尽，更可畏也。观乎仲景立方，白虎治热，四逆治寒，凡正气不足者必加人参，理自明矣。彼贤喻嘉言治时病重症，每于对症用药中必加人参少许，可谓深得仲景遗法。前医囿于时习，不肯用参，故无效也。

体 会

"参"之用于高热津伤，虽益气，不伤津，《药性歌括四百味》云其"味甘，大补元气，生津止渴，调荣养卫。"其益气可以扶正达邪，其生津可以益阴，热病畏参毫无道理。

凡气分或营血重症，投清气、凉营不效，当察正气盛衰，正不抗邪者，加参鼓舞正气，达邪外出，此为力挽狂澜之大法，一锤定音之品，不可小视。

"老枫斗"即耳环石斛，为石斛属多种植物的茎经特殊加工制成。老枫斗煎汁代茶，治热病伤津，口干烦渴，《纲目拾遗》云："清胃除虚热，生津，已劳损，以之代茶，开胃健脾，定惊疗风，能镇涎痰，解暑，甘芳降气。"《时病论•清热保健法》治温热有汗，风热化火，热病伤津，温疟舌苔变黑，即用鲜石斛 15g，连翘（去心）9g，天花粉 6g，鲜生地 12g，麦冬（去心）12g，参叶 2.4g，水煎服。同本案有雷同处。

湿温邪陷厥阴，元气大亏，阴津耗竭之危急重症，王氏在前医凉营息风方中，仅加"参""枫斗"（石斛）两味，投之，转险为夷，实属画龙点睛之品。

11 秋 温

严苍山

[案例]《上海老中医经验选编·严苍山医案医话》[9]

罗某，男，72岁。

初诊：体温39.2℃，秋温时邪袭于肺胃，初起发热，后但热不寒，咳嗽痰黏，延今4日，曾服香燥等药，温以热化，舌焦黄，无津液，脉象急数而促，高年阴分本虚，邪热内炽，防其真阴涸竭而生变端，急与大剂甘寒养阴清肃肺胃。

处 方

清水豆卷 9g	青蒿 6g	郁金 6g
鲜生地黄 15g	石斛 9g	北沙参 9g
生石膏 12g	知母 6g	玄参 9g
天花粉 9g	银柴胡 4.5g	川贝粉（吞）3g
杏仁 9g	天竺黄 6g	芦根 1 尺

二诊：体温38.3℃，秋温化燥，苔黄腻，口干喉痛，身热起伏不定，

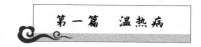

但其势已衰，未若初时之猖狂，咳不多而痰黏不爽，再与肃肺清胃养阴为主。

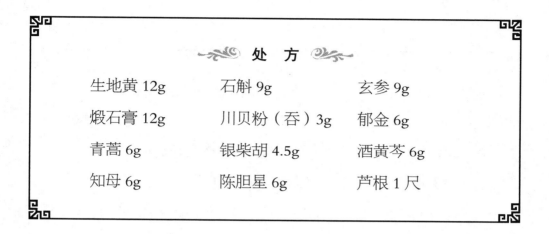

处　方

生地黄 12g	石斛 9g	玄参 9g
煅石膏 12g	川贝粉（吞）3g	郁金 6g
青蒿 6g	银柴胡 4.5g	酒黄芩 6g
知母 6g	陈胆星 6g	芦根 1 尺

另：玉匙散（吹喉用）1 瓶。

三诊：午前热退，午后复起，口干渐瘥，舌已转润，苔黄带腻，脉濡小带数，病势向瘥，还须清邪、养阴以免炉烬复炽。

处　方

柴胡 4.5g	青蒿 6g	天花粉 9g
麦冬 6g	玄参 9g	北沙参 9g
石斛 9g	知母 9g	白薇 6g
川贝粉（吞）30g		

另：玉匙散（吹喉用）1瓶。

四诊：体温37.3℃，身热渐退，痰多，纳不佳，咳嗽夜寐欠安，口干，再予肃肺清胃养阴安神。

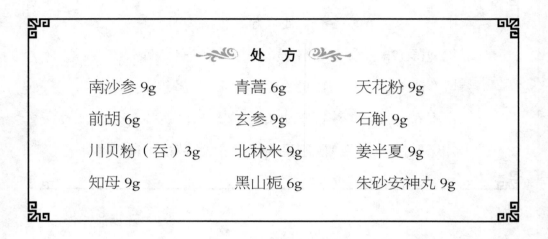

处　方

南沙参 9g	青蒿 6g	天花粉 9g
前胡 6g	玄参 9g	石斛 9g
川贝粉（吞）3g	北秫米 9g	姜半夏 9g
知母 9g	黑山栀 6g	朱砂安神丸 9g

五诊：身热退净，腻苔已化，纳不佳，微有咳嗽，续予清养肺脾以调理之。

处　方

南沙参 6g	北沙参 6g	山药 9g
生白术 9g	甜杏仁 6g	苦杏仁 6g
石斛 9g	生甘草 3g	枇杷叶（去毛，包）6g
桑叶 8g	炙紫菀 6g	粉牡丹皮 6g
莲肉 9g	谷芽 9g	

〔辨析评述〕

(1) 秋温时邪系温燥之属，初起虽有恶寒，但不同于凉燥之恶寒重发热轻。某医误当清凉时邪之燥，或宗沈目南之说"燥病属凉，谓之次寒，病与感寒同类"，因之投以"香燥等药"，造成"温以热化"，出现舌焦无津，脉急而促，当此七旬老人真阴本亏之体，必急予大剂甘寒养阴，防其传入肝肾、真阴涸竭而生变端，同时佐以柴胡、清水豆卷、青蒿、芦根等品引邪外透，标本兼顾，化险为夷。

(2) 外感秋燥之邪，有凉燥、有温燥，时令有太过、有不及，又因人体的禀赋有别，就是感受同一种时气，亦可出现寒化、热化的情况。就本案分析，初感当是温燥，以恶寒轻发热重为主要临床表现，不像发热轻恶寒重的凉燥，所以径投香燥，纯属误治。由于高龄阴亏的特殊体质状态，致使病情转危，设若挽治不利，仅着眼于化燥后邪热已经内炽，单纯清热不予养阴，或单纯养阴不予宣透，则势必危势难挽。严氏当此千钧一发时刻，恰当地运用了养阴、清热、宣透三法结合，巧妙地扭转垂危之势，救治成功。善后处理亦颇具匠心，清热而不伤阴，止咳而不留邪，最后以清养肺脾治愈。

(3) 感受温燥、凉燥，不能单纯根据发病在初秋、深秋进行判断。初秋未必尽属温燥，深秋未必凉燥，一定要结合发病当时的气候特点。若初秋，恰值寒流影响，所感未必温燥。深秋久晴无雨，秋阳以曝，感之者可能属于温燥。分析病因、确定病情一定要从实际出发，才不致失误。

(4) 秋温之燥与内伤燥证不同。前者有外感时邪的表证存在，后者无表证表现，治法上迥别。

体 会

(1) 外感温燥之"恶寒发热"，极当与凉燥、与外感风寒之"恶寒发热"相鉴别。温燥者恶寒轻而短暂，汗出后恶寒症状往往消失，鼻中多有燥热感。凉燥者恶寒重，持续时间亦久，状类外感风寒。外感燥病者，初起干咳，或痰黏而少，咽干，病程较长，化热后伤阴尤甚。感风寒者，邪在太阳，恶寒重甚于凉燥，伴头痛肢体酸楚，舌不少津，脉象浮紧，病程短，较少化热伤津。

(2)《素问·至真要大论》云："燥者濡之。"燥气易于伤津，治法以滋润为主，此为治燥之南针。

秋温误用香燥，燥邪从火化热。治火可用苦寒直折，治燥则只能甘寒清润。病风寒者，香燥无妨，病燥者，尤忌香燥。

12 温病误补

蒲 辅 周

[案例]《现代医案选·蒲辅周医案》[10]

前 30 年，同道苟君年 35 岁，其人清瘦，素有咳嗽带血。仲春受风，自觉精神疲乏，食欲不振，头晕微恶寒，午后微热，面潮红，咳嗽。众皆以本体阴虚，月临建卯（农历二月），木火乘金为痨，以清燥救肺为治，重用阿胶、二冬、二地、百合、沙参、二母、地骨皮、牡丹皮之类，出入互进。至 4 月初，病势转增，卧床不起，渐渐神识不清，不能语言，每午必排出青黑水 1 次，量不多，予以清稀粥能吞咽。适余于 4 月中旬返里，其妻延诊，观其色苍不促，目睛能转动，齿枯，口不噤，舌苔薄黑无津，呼吸不便，胸腹不满鞕，少尿，大便每日中午仍泻青黑水 1 次，肌肤甲错，不厥不痉，腹额热，四肢微清，脉象六部皆沉伏而数。师断为阴虚伏热之象，处以复脉去麻仁加生牡蛎、西洋参。

处　方

炙甘草 18g	白芍 12g	干生地黄 18g
连心麦冬 18g	阿胶（烊化）15g	生牡蛎 30g
西洋参 9g		

1日1剂，流水煎，温服，日2次、夜1次。服至10剂后，病势无甚变化。诸同道有讥之曰："子只此一法耳。"余曰："津枯液竭，热邪深入，除益气生津、扶阴救液，别无良图。"同道虽首肯而心犹有所疑。余坚持服至15剂而下利止，原方去牡蛎，续服至20剂，齿舌渐润，六脉渐达中候，服至23剂，脉达浮候，其人微烦。是夜之半，其妻叩吾门，云病有变，往视，四肢厥冷，战抖如疟状，乃欲作战汗，嘱仍以原方热饮之，外以热敷小腹、中脘、两足，以助阳升，冀其速通。斯时也，正胜邪却，得汗则生，邪胜正却，不汗则危。少顷汗出，烦渐息，次日往视，汗出如洗，神息气宁，脉象缓和，仍与复脉加参，大汗三昼夜，第四日开始能言，又微汗三旦夕，自述已闻饭香而口知味。继以复脉全方加龟甲、枸杞、西洋参，服10余剂，遂下床第行走，食欲增强，终以饮食休息之而渐次复原云。至此诸同道始心服余见症之确而用法之坚。余曰："掌握初诊，是临床的重点，凡初诊必须详审有无新感，若有新感，无论阳虚阴虚之体，必先解表，庶免遗患，苟君乃一有力的例证。令既因误补伤津，邪陷正负，非持续性养阴生津之剂，使正气有可能与病邪一战而复，不能奏功。"

〔辨析评述〕

清瘦火热之体，咳嗽痰红，仲春冒受风邪，恶寒发热，众医忽视新感表证，但据午后微热、面潮红、咳嗽，径投清燥救肺汤，尤重阿胶、二冬、二地、二母、地骨皮、牡丹皮养阴清热之类。不知温邪得补，愈不能解，日累日深，病势转剧，卧床不起。

《温疫论·妄投补剂论》云："有邪不除，淹缠日久……今投补剂，邪气益固，正气日郁，转郁转热"，竟呈神识不清、不语、齿枯、舌苔薄黑无津、肌肤甲错、腹额热、脉六部沉伏而热等危象。此原系阴虚火盛之体，新感温邪后，误投补阴，邪热内伏，致津伤枯竭，其每午后泻青黑水 1 次，少尿，证似热结旁流，但腹不满鞭，知无里实内结，其色苍、不语、四肢微清，显系正气不支，幸色苍不促、口不噤、不厥不痉，予以清稀粥尚能吞咽。救治之法除益气生津、扶阴救液，别无良图。故投复脉汤加牡蛎、西洋参救治。15 剂利止，至 20 剂齿舌转润，六脉皆由沉转中取能得，此正气渐复之征。但服至 23 剂，出现脉浮、人烦、夜半四肢厥冷、战抖如疟，此邪气怫郁于经，正邪相争，欲作战汗。若战而不汗者则危，以中气亏微，但能降陷，不能升发也；战而厥回无汗者，真阳尚在，表气枯涸也，可使渐愈。战而厥回汗出者生，厥不回、汗不出者死，以正气脱，不胜其邪也；战而不复，忽痉者，多难挽治。蒲氏胸有灵犀，嘱原方热饮，全身热覆，以助阳升，冀其经络之气疏通。服后，汗出、脉和、烦息。由于汗出如洗，仍予复脉汤加参，气阴双补调之。仅 4 日能言，又微汗三旦夕，思饮食而知味，里气和也。继以原方加龟甲、枸杞等收功。

体 会

(1) 治病必辨表里，审标本；若存表证，必当先疏表，后治本。本案众医新病、旧病不分，表里不辨，标本不审，表证未除，妄用补剂，误补生变，险致丧生。若不逢蒲氏高手明眼，救治有方，岂不命定归西！《温疫论》所言："病家只误一人，医者终身不悟"，此言甚是，当为座右铭。

(2) 认证准确，来源于对病因、病机分析的切中，以之立法处方，才能获效。然而，效有速效、慢功之分。本案正气已陷不支之境地，若取速效，纯属戏言。必扶养正气，医者坚持持续性养阴生津，气津双补，使正气渐长，终达能与病邪一战而复之度，而后取胜。策此医治战图，若朝三暮四，胸无成见者，难以坚持，蒲氏守方之见，诚可效法。

(3) 温病表邪尚在，误投地骨皮之属，《温病条辨》在泻白散不可妄用论中早有明训："若兼一毫外感，即不可用。如风寒、风温正盛之时，而用桑皮、地骨，或于别方中加桑皮，或加地骨，如油入面，锢结而不可解矣。"伏陷之邪，无法使之上出也。以地骨入下最深，禀少阴水阴之气，加之二冬、二地、二母阴凝滋腻之锢，邪陷锢伏愈深，致酿成如此险证。闻者足戒！

13 瘟疫病误治变证转阳极似阴证

吴佩衡

[案例]《吴佩衡医案》[5]

张某之妻，年四旬余，四川省会理县人，体质素弱，患痰饮哮喘咳嗽多年，屡服滋阴清肺之药罔效，余拟小青龙汤加附子及四逆二陈加麻辛汤等治之，服 10 多剂后病愈而复健康。数年后，于 1920 年 3 月感染时疫。初起发热而渴，头体痛。某医以九味羌活汤加麻黄、桂枝 1 剂，服后，则汗出而昏厥。延余诊视，脉沉伏欲绝，肢厥肤冷，唇焦齿枯、口不能张，问其所苦，不能答。此系瘟疫误表过汗伤阴，疫邪传入阳明之腑，复感少阴君火，热化太过，亢阳灼阴，真阴欲绝，邪热内逼致使真阴外越，遂成阳极似阴之证。急予清热养阴生津之剂，方用生脉散煎汁，频频喂服。

❧ 处 方 ❧

| 米洋参 10g | 麦冬 26g | 北五味子 5g |
| 生甘草 6g | | |

药汤下咽后数刻，脉来沉数，肢厥渐回，口气仍蒸手。邪热未溃，仍照前方加生石膏 50g，生地黄 40g，知母 30g，贝母 30g。

是晚再诊视，脉来洪数，人事稍清，视其苔黄黑而生芒刺，壮热，渴喜冷饮，小便短赤，大便燥结不通。《内经》云："热深者厥亦深也。"今得前二方以济之，促其真阴内回，阳热始通，故反呈现壮热、烦渴、冷饮等症，邪热内炽不退，燥结阳明，真阴仍有涸竭之虞。当即主以凉下救真阴，拟白虎承气汤加味 1 剂。

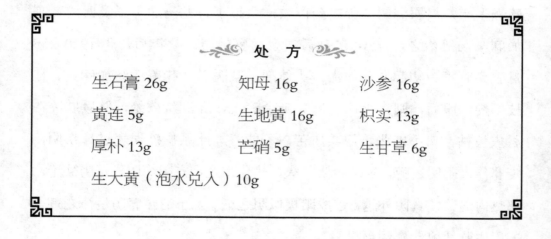

处　方

生石膏 26g	知母 16g	沙参 16g
黄连 5g	生地黄 16g	枳实 13g
厚朴 13g	芒硝 5g	生甘草 6g
生大黄（泡水兑入）10g		

服 1 剂后，大便始通，苔刺渐软，身热稍退。又服 2 剂，热退六七，口津稍回，仍渴喜冷饮。续服第 3 剂，乃下黑燥粪，恶臭已极，热退七八，已不见渴，稍进稀粥。又照此方去枳、朴，加天冬、麦冬各 40g，连进 2 剂后，脉静身凉，津液满口，唯尚喜冷饮，仍照原方去芒硝，并将石膏、大黄减半，加入当归 16g，杭芍 13g，连进 4 剂而愈。继以四物汤加党参、口芪，调理 10 余日而康复。

〔辨析评述〕

1.瘟疫具有传染性，有寒疫、温疫之分。本案所述症情，初起发热而渴、头体痛，显系温疫而非寒疫。温疫是较之一般温病更为毒烈的恶性传染病，其发病与伤寒不同。温疫发病，其邪毒从口鼻而入，伤寒则从毛窍而入。伤寒之邪感在经，初起以发汗解表为先，温疫之邪盛于里而不在经，不可发汗，汗之徒伤卫气，热势非但不减，反致津伤化燥，助长热势。

温疫初起，正治之法应当区分疫邪兼挟之气不同而予相应处理。例如：湿热兼挟秽浊、邪伏半表半里（募原）者，可用达原饮，暑热亢极之淫热之疫，十二经火毒至盛者，可用清瘟败毒饮等，总以清解为大法。

(2) 某医温疫误为寒疫或伤寒，误投九味羌活汤加麻桂，只1剂，汗出阴伤而致昏厥。吴氏挽治临诊时，症见肢厥肤冷，脉沉欲绝等，看似"阴证"，而口气蒸手、唇焦齿枯等里真热等表现，遂断为温疫误表过汗伤阴，热化太过，所致阳极似阴证。急投生脉散频服挽救，脉回厥复，可邪热未溃，乘势又加白虎，人事得省。但见苔黄黑生芒刺，大便燥结不通，分明属邪热内炽，阳明腑实证已现，如不急下，难以存阴，立拟白虎承气加味，一剂便通，二剂热退，三剂渴止，终以调理之剂而康。

体 会

(1) 辨证：挽逆之诊，外假寒、里实热，阳极似阴，辨析明确，故能救治有方。

(2) 治法：俗云"伤寒下不嫌迟""温病下不厌早"，前者意在存正气，后者旨在存津液。本案挽治之始，投生脉散救阴，后以白虎救热，终以承气取胜。步骤可谓稳妥，治疗程序可谓层次分明。

14 温热兼痧疹

张锡纯

[案例]《医学衷中参西录·医话》[11]

奉天王某子，年 28 岁，得温病，周身发热，出白痧甚密。经医调治失宜，迁延至旬日，病愈加剧。医者又欲用大青龙汤减去石膏，王某疑其性热，不敢用，延愚为之诊治。其周身发热，却非大热，脉数五至，似有力而非洪实，舌苔干黑，言语不真，其心中似怔忡，又似烦躁，自觉难受莫支。其家人谓其未病之时，实劳心过度，后遂得此病。参之脉象病情，知其真阴内亏，外感之实热又相铄耗，故其舌干如斯，心中之怔忡烦躁又如斯也。问其大便，数日未行，似欲便而不能下通。

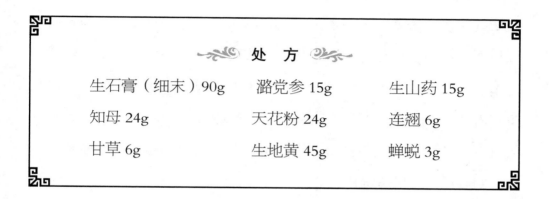

处　方

生石膏（细末）90g　　潞党参 15g　　　生山药 15g

知母 24g　　　　　　天花粉 24g　　　连翘 6g

甘草 6g　　　　　　　生地黄 45g　　　蝉蜕 3g

俾煎汤 3 盅，分 3 次温饮下，又嘱其服药之后，再用猪胆汁少调以醋，用灌肠器注射之，以通其大便，病家果皆如所嘱。翌日视之，大便已通下，其灼热、怔忡、烦躁皆愈强半，舌苔未退而干黑稍瘥。又将原方减石膏之半，生地黄改用 1 两。连服 3 剂，忽又遍身出疹，大便又通下，其灼热、怔忡、烦躁始痊愈。恐其疹出回急，复为开清毒托表之药，俾服数剂以善其后。

〔辨析评述〕

（1）温热病调治失宜，但热不寒，温热之邪稽留气分，失于清化，郁遏时久，邪从气分外达，则为白色痦点，治当透泄。幸未投大青龙汤去石膏辛温发散之剂，若误投之，更助其气、虚其表、耗其津，定生他变。察临床表现：全身发热却热势不高，脉数有力而不洪实，大便数日未通似欲便而不能通，知虽有气分里热，尚未阳明结实，故中以白虎汤（山药代粳米）为主，清其阳明经热，下以猪胆汁调醋灌肠小通其腑热。俗云：温病下不厌早。阳明经、腑气分之热一清，则津液得存，心肺脾胃热毒势减，故心烦难支等症立瘥，舌苔干黑转润。方中加连翘，清心脾积热，花粉生津。尤妙在蝉蜕表透，促自痧之外出，慎防内陷。生地黄凉血滋阴，预防并治疗气热传营而发疹。药进四剂，果遍身发疹，便又通下，气营之热得以外出，热势顿清。为防疹回、毒火归心，又处以清毒托表之品，以利善后。

(2)《六因条辨·斑痧疹瘰辨论丹瘴附》曰："痧宜透泄，勿宜补气"，何以方中却用潞党参补气？本案未病前有劳心过度，既病后症见言语不真、脉搏鼓动无力，并非单纯温邪耗伤真阴，而是同时兼有气虚。有是证，用是药，此为权变之法，神而明之，存乎其神焉。

体　会

温热治以辛凉，本不足以发痧发疹。痧疹之发多由误汗津亏血燥，不能蒸汗令邪外达，更令表虚，邪热郁蒸复循表虚，邪走气分则发痧，邪走营分则发疹。恰如何秀山论发疹所说："大率由温热兼寒，初起不敢用辛凉开达，仍据守伤寒成法，恣用辛温燥烈之药，强迫邪热走入营中而发。"

一旦发痧，当予清气。如若发疹，理当清营。气营一清，痧疹皆平。

15 麻疹后误治

廖仲颐

[案例]《湖南省老中医医案选·廖仲颐医案》[12]

刘某，女，2岁。患儿出麻疹已收没，但见干呕，声音嘶哑，头部痒甚，头皮搔破。视前医之处方，每剂用芒硝、大黄各18g，已服7剂。此寒凉太过，脾胃之阳气受损，救逆之法，当以温中和胃止呕。处方：

处 方		
附片 10g	陈皮 3g	法半夏 6g
云茯苓 6g	炙甘草 3g	生姜 2 片

复诊：服上方 2 剂后，干呕即止，头痒减轻，哑未已。此胃阳虽逐渐恢复，但正气仍虚，治拟健脾益气。

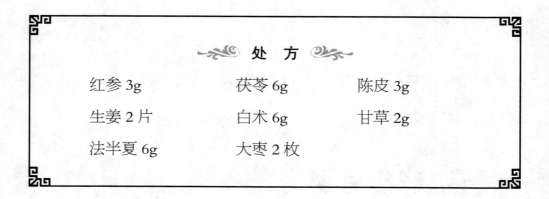

处　方

红参 3g	茯苓 6g	陈皮 3g
生姜 2 片	白术 6g	甘草 2g
法半夏 6g	大枣 2 枚	

服上方 5 剂后，头痒已止，声哑已复而痊愈。

〔辨析评述〕

麻疹后伤阴，治宜清凉，最忌辛温，此其常法也。本例寒凉过剂，脾胃之阳气受损以致干呕，脾不健运，肺气亦虚，以致声哑。幼儿气血未充，而硝、黄耗人正气，《难经·四十八难》云："痒者为虚"，头痒乃气血虚弱也。故先以二陈汤加附片温中降逆，胃阳复而呕止。次用六君子汤健脾益气，补土生金，脾肺气虚并治，而头痒声哑随之而愈矣。

体 会

苦寒伤气，气虚声哑，尤当细辨。

喉中声哑，一名喉瘖。脾脉连舌本，过用寒凉损及脾气，则土不生金，致肺气亏虚。声出于肺，肺气通于喉，有肺气才能发声，肺脾气虚则音低声哑，近于金破不鸣。《景岳全书》曰："中气大损而为瘖者，其病在脾，宜归脾汤、理阴煎、补中益气汤……主之。"

16 壮年麻疹

王渭川

[案例]《王渭川临床经验选》[13]

童某，男，30岁。病发初期，身热头痛，目赤羞明，鼻塞流涕，咳嗽不畅，声音嘶哑。医者与患者皆认为上呼吸道感染，服银翘散加减无效。延我初诊时，已发现麻疹黏膜斑，当即告以麻疹已经见点。患者不信，适来远客，相陪进餐，恣食油荤。旋即体温上升，唇红颊赤，呼吸短促，涕浊痰稠。原来已经出现之疹，忽然隐没，高热神昏，粒米不进。脉洪数，舌质深红，苔黄燥。

辨证：阳邪入里，油脂阻胃，疹失透达。

治法：宣表清里，消食透邪。

处 方

麻绒 9g	柴胡 9g	葛根 9g
当归 9g	山楂 9g	鸡内金 9g
牡丹皮 9g	淡豆豉 9g	升麻 24g
板蓝根 24g	大青叶 60g	紫草 60g
炒葶苈 6g	川贝母 6g	

上方连服 4 剂后复诊，初服两剂后隐没之疹已经透发，从胸背直透四肢，呼吸渐趋平静，但体温未降。续服两剂，麻疹开始消退，诸证随之减轻，能起坐食粥。咽干，少津无苔。仍宜养阴生津，健脾消毒。再予下方。

处 方

沙参 12g	细生地黄 12g	石斛 12g
知母 12g	川贝母 12g	鸡内金 9g
杏仁 9g	山药 24g	莲米 60g
鲜贯众 30g		

服 6 剂后痊愈。

〔辨析评述〕

(1) 患者年届 30，非复童体，麻疹前驱症状已现，误诊为风热外感而投辛凉重剂银翘散加减治疗，妨碍疹毒透发。复因恣食油荤，护理不当，犯医家之大忌。肺脾同属太阴，肺合皮毛，今脾经受阻，肺气不得宣达于肌表，疹毒不得以外透，蕴结于内，演成高热神昏。

(2) 麻疹治法：初期重在宣肺透表，出疹期治以清热解毒辅以透表，疹出齐后，恢复期当养阴生津善后调理。王氏渭川可谓熟练掌握麻疹治疗规律，对逆证挽治亦颇有见地，抓住应表未表，辛凉致疹毒内伏，恣食厚味，中焦积食碍脾之主要矛盾，当机处以宣表清里、消食透邪之法，以麻黄绒轻宣肺气以解冰伏，柴、葛解肌透邪，加以升麻凉血透发，板蓝根、大青叶肃清里热，归、芍活血，紫草透疹，葶苈、川贝泻肺豁痰，令邪毒不能久留于肺。2 剂疹透，4 剂病去八九，善后处以养阴生津、健脾之剂，佐以贯众等清泻疹邪余毒之品，而获痊。

体 会

(1) 壮年麻疹临床少见，初期极易与外感风热证候相淆，但如兼见目赤羞明、眼泪汪汪，发热后第二三日在口颊黏膜出现小白点，即可确立麻疹之诊断。

（2）初期用药忌辛温、大苦、大寒。本案误投辛凉重剂银翘散加减已造成冰伏，疹毒内陷不得透发。护理十分重要，慎受风寒，忌食荤腥油腻，否则逆变丛生。

（3）逆证挽治重在寻求病因。本案以麻黄宣表针对"冰伏"，用其"绒"，取其发汗力微，以麻黄发汗之力全在其中红芯，捣绒则损其中心红芯（红髓），留其温肺宣表之功，减其发汗之力，挽治麻证冰伏疹陷，最为佳品。辅之以柴、葛解肌透疹，紫草凉营透疹，隐没之疹无不透达外出矣。又以山楂消脂，鸡内金化食而增脾运，中焦食积一消，肺脾气和，更助隐疹外透。病毒外达，内热遂清，逆证由险化夷。由于治疗上抓住了解"冰伏"、化"食积"，总目的是令隐没之疹"外透"，故收全功。

17　烂喉痧麻色紫暗邪陷三阴

丁甘仁

［案例］《丁甘仁医案·喉痧症治概要》[14]

刘某，年20余。患喉痧4天，痧麻虽布，麻色紫暗，发热烦躁，梦语如谵，咽喉肿腐，不能咽饮，时值经临之际，前医以其热壮神糊，早投清凉鲜生地、鲜石斛、茅芦根等。据述即腹中绞痛，少腹结块，大便溏泄，壮热即衰，痧点即隐，谵语撮空，牙关拘紧，痰多气粗。邀余往诊，其脉空数无神，亦不能视其舌色。余曰：此温疫之邪，已陷入三阴，血凝毒滞，残阳欲绝，无药可救，果于是晚而殁。

〔辨析评述〕

(1) 时疫烂喉痧病多发于冬春两季，冬应寒而反温，春犹寒禁；春应温而反冷，经所谓非其时而有其气，酿成疫疠之邪。邪从口鼻而入于肺胃，咽喉为肺胃之门户，诸经脉所络，暴寒束于外，疫毒郁于内，蒸腾肺胃两经，厥少之火乘势上亢，于是发为烂喉痧症。

本病治疗与白喉忌表之说迥别。初起不可不速解表，故先用汗法，次用清法，或用下法，分别层次，治疗总则是引邪外达，只在痧子布齐、气分之邪已透，才可用大剂清营凉剂，不可再行表散。假使早用寒凉，则邪遏在内，必致内陷神昏，或泄泻等症，致成不救。

(2) 本案病发 4 天，且有"热""躁""谵""喉肿腐"，分明邪热在气分，应辛凉清气兼透气达卫法，而医者却用清凉滋阴，引邪入营，阴凝血滞，脾阳被伤，病传三阴而成逆证。

(3) 临床对痧疹麻之轻重顺逆，在诊断方面主要是审察痧疹之颜色，色红者为轻，色赤者较重，色紫发黑（暗）的，古人谓"十死一生"，故有"红轻赤重黑多死"之警句。

体　会

烂喉痧麻，用药贵乎神速，万不可误错时机，当表则表之，当清则清之。早投寒凉，百无一生，过用疏散，尚可挽回。益信然也。

第二篇

伤寒病

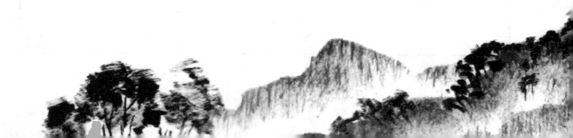

18 太阳病中风

万济舫

[案例]《万济舫临证辑要》[15]

皮某，男，42岁，农民，已婚，湖北省新洲县人。

初诊时间：1971年9月12日。

主症：恶寒头痛，自汗盗汗3个月。病史：3个月前发病，医者曾投以辛凉剂及疟疾方，未效。又长期不避风寒，迁延日久，以致营卫虚弱，后虽服高丽参，亦未见好转。现恶寒头痛，全身骨节酸楚、疼痛，自汗、盗汗，心慌难寐，不欲饮食，二便尚调。舌苔薄，舌质红，脉象数。治则：疏风解肌，调和营卫，佐以宁心安神。

处　方

桂枝尖 9g	杭白芍 9g	粉甘草 6g
嫩淮芪 9g	青防风 9g	生白术 9g
远志肉 4.5g	生龙骨 30g	生牡蛎 30g
鲜生姜 2片	大枣 3枚	

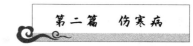

二诊：服上方 3 剂，外证已解，汗出亦止，夜寐如常，心慌少见。治宜补气滋阴，宁心安神，以善其后。

处 方

嫩淮芪 12g	炒白术 12g	潞党参 15g
杭白芍 12g	酸枣仁 9g	柏子仁 12g
远志肉 6g	透熟地黄 15g	桂圆肉 9g
生龙骨 15g	生牡蛎 15g	炙甘草 6g
大枣 3 枚		

〔辨析评述〕

太阳伤寒，误投辛凉，耗伤表阳，长期不避风寒，反复外感，迁延既久，卫阳不固则荣阴不守。症见恶寒头痛，自汗，盗汗，此太阳中风表虚证，非单纯气虚证，故服高丽参等补气之品不见好转。无少阳寒热交作，投和解少阳治疟之方非但不功，徒伤正气。

《素问·生气通天论》云："阴者，藏精而起亟也，阳者，卫外而为固也。""凡阴阳之要，阳密乃固，两者不和，若春无秋，若冬无夏，因而和之，是谓圣度。"若阳无阴之涵养，则火浮不敛，脉来而数；阴不得阳之固摄，则津不内藏，汗出淋漓。夫人之营卫为周身之城郭，卫譬郭，营譬城，有卫为营之外围，则外感之邪不得越卫而伤营。若卫气虚散，不能自卫，则外感之邪易乘虚而入营，营伤而弱，乃成斯证。故恶寒、自汗之外，又见盗汗淋漓。邪扰营中，以致心慌、难寐。风寒原不相离，风多寒少，腠理开则汗自出。治则：当疏风解肌，谐和营卫，佐宁心神。以桂枝汤和营卫；玉屏风散益气固表；龙牡敛汗，远志宁心。3剂表证解，营卫和。善后处理，以补益滋阴，宁心安神立法。

体 会

(1) 江南9月，盛暑刚过，秋凉未行，外感风寒者固然鲜见。然，人有避暑乘凉，所感既非暑邪，又非温邪，同太阳伤寒同等看待。医者不审病因，不察临床症状表现，但据季节特点，夏必辛凉，冬必辛温，乃致夏季伤寒，误投辛凉。

(2) 太阳中风证，脉当浮缓，苔当薄白。本案舌红脉数，此卫阳不固于外，荣阴外泄大亏之象，不可疑为实热，再误施寒凉。

19 表虚伤风误汗亡阳

李继昌

[案例]《李继昌医案》[4]

尹某，男，35岁。一日，其邻居来告，尹某病情危急，延余出诊，余闻之急往诊视。问知，初病起于风寒食积，寒热交作，自服表里两解之剂，病减。因外出又复感风邪，发热恶风，头痛汗出，复进麻黄汤发热虽退，反冷汗不止，腹中扭痛，手足厥冷，难以伸缩，且寒饮上逆作呕。诊其脉，沉微欲绝。舌青苔滑，亡阳虚脱在即，若再现烦喘则救治较难矣。思此证本为表虚伤风，一汗再汗，以致大汗亡阳，仲景有甘草干姜汤复阳之旨，随即将患者家存老干姜两块，约1两余，摧火煎汤令其先服，再用下方回阳固脱。

处　方

附片（开水先煎透）60g　　　干姜 18g

潞党参 60g　　　茯苓 15g　　　白术 24g

法半夏 12g　　　五味子 6g　　　炙甘草 6g

次日复诊：腹痛汗出已止，四肢转温，继用下方 3 剂而愈。

处　方

附片（开水先煎透）60g　　　　上肉桂（研末调服）6g

潞党参 30g　　　　白术 18g　　　　炙甘草 6g

补骨脂 15g　　　　益智仁 9g　　　　砂仁（捣，后下）9g

法半夏 12g

〔辨析评述〕

初病停食感寒，服外解寒邪、内消食积、表里双解之剂症减。复又感受风邪，症现发热恶风、汗出，此太阳表虚证候，理应调和营卫，却将表虚作表实，误用麻黄汤辛温强发其汗，药后虽热退，但阴阳两伤，出现冷汗不止、手足厥冷、上逆作呕、脉沉微欲绝、舌青苔滑一派亡阳虚脱之征，此误汗亡阳所致。遂遵仲景"伤寒脉浮，自汗出……微恶寒，脚挛急，反与桂枝欲攻其表，此误也，得之便厥，咽中干，烦躁吐逆者，作甘草干姜汤与之，以复其阳"之旨，先以干姜重剂（30g）急服，后遣辛甘复阳之剂，用四君子益气、姜附复阳，中阳得复，布达四肢，则足温厥回，末以桂附理中丸意，温暖中下焦而康复。

体 会

表卫虚证，误发其汗，阴阳俱伤，变生脾肾阳衰之坏病，幸得干姜温太阴、附子益少阴、五味子收敛气阴，使先后天之阳得以复，阴得以敛。如继续执意疏散，必致喘利亡阳虚脱，乃至不可挽治之地步，此虚虚者足戒矣。

20 太阳过表阳虚

刘天鉴

[案例]《湖南省老中医医案选·刘天鉴医案》[12]

谭某，男性，35岁，干部。1962年春，感受寒邪，恶寒发热，头痛身痛，首服西药寒热清，唯汗出，身痛，改服中药。医者以身痛不除，误认表邪未尽，继进表散之药，更增恶风，心中郁闷又表散之，以致汗出不止，恶风更甚，身痛不除，精神萎靡，遂改用固表敛汗、补虚之剂，仍无效，始来余处诊治。患者面色苍白，精神倦怠，气息较弱，时时汗出，身着厚衣尚不足以御其寒，舌苔薄白，质淡红而润，脉细缓，是汗多卫阳虚弱，营血亦伤，遵仲景法，用桂枝加附子汤以固卫阳，复加人参以救气阴，服2剂诸证悉平。更以十全大补汤和其气血而得康复。

〔辨析评述〕

春感寒邪，头痛身疼，为太阳经气不舒，服西药发汗太过，寒热虽清而身痛未除，此痛为营伤表气未和。某医以汗后身痛未除，认为表证未解，继用表散，汗后更增恶风，此"身痛""恶风"分明是过汗后所生变证，当和谐营卫，方为补救治法。某医未识此理，又投发表，误后又误，使荣阴大伤，荣弱者，汗自出，汗出则阳走，卫阳尤虚，因而恶风更甚。当此之际，绝非固表敛汗补虚所能济事，必投和谐荣卫、大补表阳之剂，方能收到阳密而漏汗止、恶风自罢之功，故用桂枝汤调和荣卫，附子温经回阳，复加人参气阴双顾，2剂变证悉除，善后以十全大补之方，消息调理而康。

体　会

(1) 本病首服西药过汗后，出现热退、汗出、身痛之时，若及时投以桂枝加芍药生姜人参新加汤，亦颇切证情，以桂枝汤调和其营卫，倍芍药以补营阴，倍生姜以驱寒，加人参以补虚。全方补营阴而益卫阳，通行内外，周流大气，表虚汗出身痛未有不愈者。

(2) 伤寒发汗太过，漏汗不止，面色苍白，神倦，气息弱，身着厚衣不能御其寒，苔薄白润，是阳亡于外，急当扶阳，幸亏脉尚未现"微"而"欲绝"，四肢亦未出现"厥逆"，故仅用桂枝加附子救太阳卫外之阳。此不同于真武汤证之汗出不止，心悸、头眩、身振的里阳亡失之救治。

21 表寒夹饮

刘 天 鉴

［案例］《湖南省老中医医案选·刘天鉴医案》[12]

谭某，男，7个月。1955年7月上旬，其母抱来就诊。诉云："病已10余天，经服中药6天无效，卫生所诊为支气管肺炎，打针服西药七八天亦无效，患儿张口喘急，喉中痰鸣，势如曳锯，胸高气满，皮肤灼热，无汗出，口内涎多，苔薄白而润，察其指纹浮、青，询其小便清长，大便不泻，时值三伏，脉证合参，系表寒外闭，内夹饮邪，法取小青龙汤辛温散寒逐饮，嘱暂服1剂。

越日复诊：予问昨不见来？其母答曰：服先生药，病症好转，昨因天雨。有一谭医问之，为处一方，小儿服至第二煎时，气喘又急，随即手足如冰，两目上翻，牙关紧急，人事昏迷。幸得邻近一老妪，用炒盐揸擦小儿胸腹肚背半时之久，人事稍醒。今烦先生再诊。视其患儿两目不干涩，鼻流清涕，舌淡白，指纹浮青，痰鸣。检阅谭方为葶苈、大黄、枳实、黄芩、胆星、桑皮、杏仁之属，余心中忖度，表寒服此寒凉，何异履霜冰至！表寒未罢，里寒又生，痰水相结，清道阻塞，故昏厥由是而生，寒凉损其胸阳，非桂附姜辛之温热，难以消其阴翳而复其元阳也。仍以小青龙汤加乌附，并嘱其母勿食荤腥油腻，以清汤白饭疏洁其乳，使无痰浊凝结，1剂气平热退。

三诊：仅有微咳，面色不华，体弱虚怯，改用八味肾气丸加五味子以培补真元，嘱服两剂。

越日四诊：该儿诸证悉平，嬉戏如常，指纹淡红，舌红润无苔，投六君调理，转弱为强。

〔辨析评述〕

(1) 三伏盛夏，不足1周岁之幼儿，避暑乘凉外冒风寒，某医以抗生素等苦寒之剂针药并投，10余日未见功效。症见：张口喘急、喉中痰鸣、口内涎多、无汗灼热、小溲清长，视其苔薄白而润，察其指纹浮而色青，刘氏立诊为表寒外闭、内夹饮邪，毅然投用小青龙汤辛温散寒逐饮，服后喘促渐平。但因遇雨，未继续来诊，谭医问之，以其大便不泻、胸高气满、皮肤灼热、张口喘急等误辨为肺胃实热，开处葶苈、黄芩、桑皮、大黄、枳实等苦寒泄肺通腑之猛剂。药入，喘急又起，遂呈手足厥逆、两目上吊、牙关紧急、昏迷不省人事，此属表寒未罢，又投苦寒冰伏，痰水交结，阻塞清道，实属寒痰阻窍发为昏厥，幸遇老妪急用炒盐擦治，人事稍苏，刘氏再诊仍用小青龙汤并加乌附，蠲除寒饮，宣通阳气，一剂喘平热退，挽治成功。

(2) 小青龙汤外散表寒，内涤寒饮，千古效方。就痰饮言，以小青龙汤法治之纯属治标。而痰饮之生，必由元气匮乏，阴盛阳衰，致津液凝滞，不能输布，若真元充沛、胃强脾健，何痰饮之有？故本案喘平热退后，转入治本，因以八味肾气丸加五味子固肾纳气而填真元，终以六君子转旋脾胃中州，俗云："外饮治脾，内饮治肾"，脾肾强健，饮邪根株即除。这又是治本之法。

体　会

表寒夹饮，初起即投用抗生素等苦寒之品，已属误治；刘氏初诊投小青龙之剂，属于正治；谭医改投苦寒，属二次误治。饮外包寒，寒上加寒，致成冰凝，寒伤胸阳，引动饮邪，乘心蒙窍，故发生昏厥。炒盐擦治、小青龙加乌附皆属挽治救逆。然若治之至此停步，事必半途，根株不除。刘氏宗"外饮治脾、内饮治肾"之说，继投肾气、六君，脾肾双调，根治饮患。此病情分析，论治方法，丝丝入扣，不研圣经者，焉知此理。

22 高热不退

赵 棻

[案例]《赵棻医疗经验（选集）》[16]

王某，男，29岁，福州人，工作在南平市。

初诊（1976年8月30日）：因高热10天不退，住某医院急诊观察室。病情介绍：病始远道归家，旅途疲劳，饮食失调，感受外邪，初觉咽痛不舒，复因外出，猝遇大雨如注，衣履尽湿，归则浴身换衣，亦未介意，继则恶寒高热，体温持续在39℃以上，无汗头痛，周身酸楚，行动沉重，脘腹胀满，纳食不下，便干欠畅，溲赤如茶，口干而不喜饮。

经医院检查、诊治如下：肝功基本正常，血培养无细菌生长，肥达反应阴性，白细胞总数6900/mm³，中性粒细胞62%，嗜酸性粒细胞2%，淋巴细胞 35%，单核粒细胞 1%。西药以四环素、合霉素、庆大霉素、吗啉胍（病毒灵）、氯苯那敏（扑尔敏）、复合维生素 B，以及配合静脉滴注葡萄糖，肌注柴胡注射液等，高热依然不退，转中医治疗。认为是风热外感挟湿，处以连翘、薄荷、青蒿、薏苡仁、枯芩、芦根、忍冬、六一散之类，病情未见好转。此时患者家属惶惶不安，经人介绍，请赵老诊治：患者呈急性病容，脸色苍白，恶寒而着厚衣，脉象浮弦近数，重按无力，舌苔黄厚近焦，舌质红，舌体胖大，边见齿痕。综合脉症及病情演变，实系外感寒湿，然素体亏虚，又兼脾胃失调，治当兼顾。

处　方

香附 4.5g	紫苏叶 9g	陈皮 4.5g
防风 6g	豆豉 12g	党参 12g
茯苓 12g	泔苍术 1.5g	建神曲 9g
焦楂肉 6g	麦芽 30g	甘草 3g
谷芽 30g		

---

2 剂。并嘱服中药期间，停止他药治疗，以排干扰。

二诊（9 月 2 日）：药后浑身汗出，精神顿爽，体温降至 38.5℃，纳食转佳，他症亦瘥。药中病机，仍继前法，以藿香、荆芥、淮山药之类出入，诸恙悉平，乃返厂参加工作。

〔**辨析评述**〕

(1) 恶寒高热，无汗头痛，杂投抗生素等苦寒清热之品，热势不减。某医又按风热表证挟湿治之，投以清凉涤暑之剂，遂呈面容苍白、恶寒增重、舌体胖大等寒湿之象，兼症可见脘腹胀、不思纳、脾虚湿邪内蕴、胃乏生机等表现，故投以香苏饮、葱豉汤温散在表之寒湿，以四君子汤（白术易苍术）、保和丸加减健脾除湿调理脾胃功能，熔四方于一炉，共成表里兼治、标本共图之剂。

(2) 考此案，病发夏秋，见高热、口渴、溲赤、脉数、舌红诸症，极似温热病。然高热喜着厚衣，口渴而不喜饮，此假热真寒也。本案亦须同湿温表证相鉴别，其发病急、身高热，与湿温之发病缓、身热不扬、午后尤甚等表现不符。此外，用多种抗生素、清凉涤暑之剂，症不见减，足可佐证此非温热病。而抓住淋雨后起病，寒湿束表为标病，脾虚素蕴内湿为本病，标本同治，竟取捷效。

体　会

　　本案起病即见纳运失常表现，选用苦寒、清凉之后，又现面苍白，脉重按无力、舌边有齿痕，舌体胖大等，可知素体脾气不充，后天之本不健，此为本。

　　苔黄厚近焦、舌质红极似热证伤阴，但非完全高热伤阴，实为杂投苦寒化燥伤阴，此点如再误辨，以证之寒当证之热，继投苦寒清热之剂，必致不救之地。两者混淆，治不中窾，遗患非浅，临证细审，不可轻率。

23 少阳证

孙允中

［案例］《孙允中临证实践录》[17]

许某，女，81 岁，华侨。

初诊（1975 年 5 月 9 日）：归国观光，行至香港，偶感风寒，头痛，咳嗽。后因洗澡受凉，始见发热，经用抗生素和白虎汤合治病势不减。寒热往来，咳喘痰稠，胃脘饱胀，口苦咽干，呕逆，便溏，舌质淡红，苔黄白相间，左脉细数，右脉弦数。此为太阳表邪未解，转入少阳，法当和解表里。

处 方

柴胡 10g	黄芩 10g	半夏 10g
白人参 10g	生姜 3 片	大枣 5 枚
瓜蒌 15g	桔梗 10g	枳壳 10g
杏仁 15g	桑叶 10g	桑皮 10g
紫蔻 10g	双花 15g	甘草 7.5g

3 剂水煎服。

二诊（5 月 12 日）：热退神清，纳食亦佳，喘咳渐轻，二便如常。仍宗原方加焦槟榔 15g，羚羊角（单煎，另兑）0.5g，3 剂而安。

〔辨析评述〕

(1) 恶寒发热，头痛，病起于外感风寒，复因洗澡受凉重感，病在表，治当辛温发散表寒，却误认为里热证而用抗生素和白虎汤大寒之剂清热，幸未酿成冰伏。以其现症见寒热往来、口苦、咽干、呕逆、苔白黄相兼，知邪在半表半里，故投小柴胡汤加味而取效。

(2) 风寒表证早投白虎，胃阳被抑。故见胃脘饱胀、呕逆、便溏等症。于和解方中少加紫蔻、枳壳、焦槟榔芳化导滞，对加速感冒速愈，其作用不可低估。倘若置中焦症状于不顾，必转化他证，拖长病程，此顾护胃气对提高疗效之作用应予足够重视。

体　会

(1) 俗话说"有一分恶寒，便有一分表证"。表证存在，治当发表，不可妄投清里之剂。本案在表阶段误投白虎，引邪入半表半里，幸未完全入里，治当和解少阳枢机，若再投清气分热之方，是属一误再误。

(2) 本病既然证在半表半里，虽见咳喘痰稠，脉见数象，亦不当早用桑白皮之类清肺热，用之似有引邪内陷之虞，不可不加警惕。《温病条辨·泻白散不可妄用论》云："若兼一毫外感，即不可用，如风寒、风温正盛之时，而用桑皮、地骨，或于别方中加桑皮，或加地骨，如油入面，锢结而不可解矣……凡服过桑皮、地骨而嗽不愈者，即不可治，伏陷之邪，无法使之上出也。"

24 太阳阳明合病

戴丽三

[案例] 《戴丽三医疗经验选》[18]

戴某，女，27岁，壮热不恶寒，身痛项强、烦渴引饮，已10余日。脉洪大，舌质红，苔厚腻。前医曾用小柴胡汤未解。症属湿热羁留于太阳、阳明二经，应开太阳气机，清泻阳明，使邪从外解。方用《伤寒论》桂枝汤与白虎汤合方化裁。

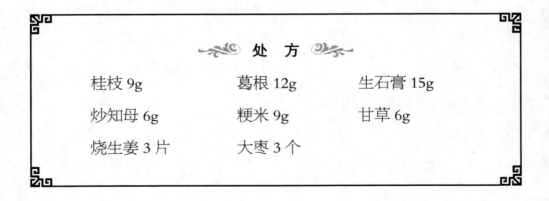

处 方

桂枝 9g	葛根 12g	生石膏 15g
炒知母 6g	粳米 9g	甘草 6g
烧生姜 3 片	大枣 3 个	

服1剂，热稍退，余症如前，又增胸闷，干呕，口苦，自汗，大便不通。此阳邪陷里，当用表里双解法。改用《伤寒论》大柴胡汤。

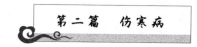

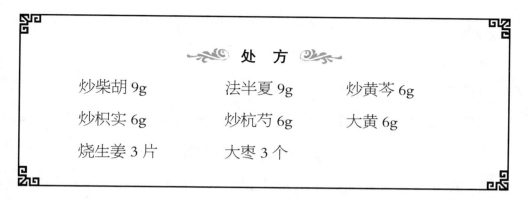

处 方

炒柴胡 9g	法半夏 9g	炒黄芩 6g
炒枳实 6g	炒杭芍 6g	大黄 6g
烧生姜 3 片	大枣 3 个	

服 1 剂，便通烦定，胸闷、口苦解除。但热未全退，周身关节疼痛，舌苔仍腻。可知因湿邪太盛，阻滞太阳经络所致。当以除湿透络为主，方用《金匮要略》麻黄加术汤合麻杏苡甘汤。

处 方

麻绒 6g	杏仁 9g	桂枝 9g
白术 15g	薏苡仁 15g	甘草 6g

服 1 剂，身痛全消，热退身凉。继以甘露饮（生地黄、熟地黄、天冬、麦冬、茵陈、黄芩、枇杷叶、石斛、甘草）调理而愈。

〔辨析评述〕

身痛项强，病属太阳表寒未罢，壮热不寒，烦渴引饮，脉洪大，舌红，苔厚腻，阳明经证备矣，综观之，属太阳阳明合病。并未见口苦、咽干、目眩、寒热往来等半表半里证候，前医却用小柴胡汤，因而投之不应，已属误治。

救治大法，有一分表邪，亦应予邪以外出之机，故以桂枝去芍药汤解肌表之邪，使之从太阳而解。葛根为阳明经药，具解肌表、退热之功，配桂枝发汗解肌，意在引邪外出，白虎汤峻清阳明气分之热，合为太阳阳明正治之法，投一剂，热势有减，但又增胸闷、干呕、口苦、大便不通，遂用大柴胡汤攻内解外，一剂则大柴胡证除；但仍有全身关节痛，湿滞太阳经络，改用麻黄加术汤合麻杏苡甘汤，解表散湿共进，收到身痛消、身热退之效。末以甘露饮调理之由，是因病在阳明，热高津伤，中经发散、和解、清里、攻下等治，虽病邪已退，其阴津伤而未复，故以之复阴、兼去阳明湿热余邪，实具防范死灰复燃之高见。

体　会

病初用小柴胡治太阳阳明合病已误病机，反将太阳之邪诱入少阳；但因阳明热盛掩盖了少阳证候，而经过桂枝、白虎治后，阳明热势稍减，少阳证遂显；加之阳明经热已化燥成实，致成少阳合阳明腑实证候。逢此时机，少阳未解，本不可下；阳明里实，又不得不下，所以采用大承气汤，和解少阳，通下里实，已成为必用之法。

少阳、阳明病除后，仍有太阳寒湿留着肌表未除，症见关节疼痛、苔腻，其病实由卫阳不固，风寒湿邪侵袭，留着肌表，加之余热未清，易同太阳表证相混，此证类似太阳病，而非属太阳表证。遣麻黄加术与麻杏苡甘汤之治，已属善后治痹之法，不可视为治愈少阳阳明证后，又治太阳证也。

25 大青龙汤证辨误

姚贞白

［案例］《姚贞白医案》[19]

何某，男，49 岁，昆明市人。1939 年 3 月来诊。

初诊：患者年近五旬，初病喘咳痰凝，早晚恶寒。桂枝加厚朴杏子汤病不减，夜间烦躁尤甚。1 周后，卧床不起，扶送来诊。症见头身疼痛，恶冷，午后热势较甚，无汗。大便秘，小便黄。烦躁不安，脘闷食少。脉象浮紧滑数，舌红，苔黄燥。此系表寒闭束，肺胃伏热不清，治拟大青龙汤加味。

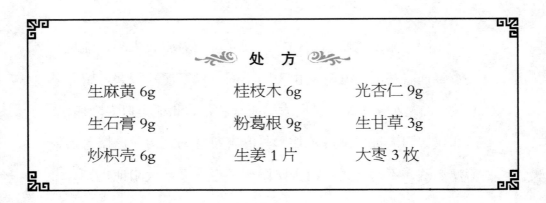

处　方

生麻黄 6g	桂枝木 6g	光杏仁 9g
生石膏 9g	粉葛根 9g	生甘草 3g
炒枳壳 6g	生姜 1 片	大枣 3 枚

二诊：上方服后得汗，头痛身疼顿减。恶寒已罢，热势退大半。但咳喘，痰凝带血，鼻衄。唇焦口燥，思冷饮，夜烦。大便不畅，小便短黄。脉弦滑，舌红苔黄。此表寒已解，伏热外现，肺燥、胃火熏灼。续拟清热、润燥、除烦，方用竹叶石膏汤加减。

竹叶石膏汤加减

鲜京竹叶 50 片	生石膏 24g	生麻绒 3g
光杏仁 9g	麦冬 9g	天花粉 9g
炒黄芩 6g	焦栀子 3g	淡豆豉 2.4g
白茅根 15g	净枇杷叶 3 片	鸡内金（烧）2 个
谷芽（炒）9g	麦芽（炒）9g	

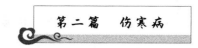

三诊：上方服 2 剂，脉转和缓，舌红润。痰血及鼻衄已止，仅有微咳，其余诸症平息。此属病后气弱阴虚，肺胃余热不净，心神不足。宜续养阴润肺，化痰止咳。

处 方

白元参 9g	大麦冬 9g	炒知母 6g
天花粉 9g	炒杭芍 9g	净枇杷叶 3 片
炙冬花 9g	炙紫菀 9g	生甘草 3g
竹茹 6g	粳米 15g	广橘络 9g

〔辨析评述〕

(1) 本案误诊原因

①对表实、表虚辨别不清。如单纯风寒表实证兼喘，用麻黄汤；如外感风寒表实证且内伏水饮作喘，投小青龙汤。若单纯恶风发热有汗的风寒表虚证，可用桂枝汤；兼见寒喘者，方可用桂枝加厚朴杏子汤。

本案初起恶寒发热、头痛、无汗、脉浮紧，分明为风寒表实证，却用桂枝汤解表，此其一误。

②对兼症分辨不清。本案兼症有二，皆当分辨。一兼"喘咳痰凝"，应分辨在感寒之前有无喘咳。如在感受风寒之前即有，则属里热所致，

若感寒之前无喘，即系外感风寒表实证新喘。二兼烦躁、便结、溲黄、午后热甚、舌红、苔黄、脉兼滑数等里热证，因症见咳喘、胸闷食少、便结、午后热甚，知病位在肺胃，属肺胃里热内伏。

(2) 综合上述分析，病本太阳伤寒表实兼有里热，前医投桂枝加厚朴杏子汤，表寒未除，反增里热化燥。姚氏乃转用大青龙汤加味，以麻、桂外散表寒之实；葛根解肌生津；生石膏、杏仁清肺胃热而定喘；枳壳调气机治胸闷食少；姜、枣、草和谐表里，顾护中气，共奏外解表寒闭束，内清肺胃伏热之功。但因唯恐重用清里热而有碍解散表寒，所以辛寒所用不胜里热，虽见热势已退大半，但未能及时控制里热，二诊即见肺热迫血妄行之痰凝带血、鼻衄等症，用竹叶石膏汤后热势得控，继以清热、养阴、润肺、化痰、止咳而痊。

体　会

外感风寒以有汗、无汗分辨虚实。风寒表实内见肺热兼喘者，无论是表邪失解，入里化热，表里同病，或先有肺胃伏热，后感新寒，所致之寒包火证，皆可用麻杏石甘汤；若同时兼见烦躁者，方用大青龙汤。表解后，里热未清时，方可以竹叶石膏汤清肺胃里热，兼顾护阴津。前医虚实不辨，寒热不分，动手即错。姚氏证候辨别清晰，处置程序井然，虽在控制里热之势稍有不足，亦可谓达炉火纯青境界。

26 伤寒太阳少阴两感证

戴丽三

[案例]《戴丽三医疗经验选》[18]

李某，女，18 岁。因感寒后发热 40 余日不退，曾经中西医治疗，症状如故，前来就诊。症见：胸满、食少，日晡发热，恶寒踡卧，不思水饮，二便自利。面色晦暗而黑，舌润滑，脉沉细如丝。查阅所服中医处方，有按阳虚治者，曾用四逆汤、白通汤；有按阴虚治者，曾用青蒿、地骨皮、鳖甲之类及甘露饮等，均无效。按脉症分析，显系不足之阴证。滋阴固非所宜，但为何用扶阳之四逆、白通亦无效？反复思之，此症之发热，系太阳气机被寒邪郁闭，未能及时解散。太阳之里为少阴（足太阳膀胱与足少阴肾相表里），寒邪入里，真阳失运，此为伤寒太阳少阴两感之重症。四逆汤虽能扶阳，但不能驱邪外出；白通汤亦交阴阳之方，但所交者系心肾之阴阳（葱白引心中之阴下交于肾，附子引肾中之阳上交于心），不能交表里之阴阳，故无效。此症之治，全在交表里之阴阳，温经解表，乃用《伤寒论》麻黄附子细辛汤。

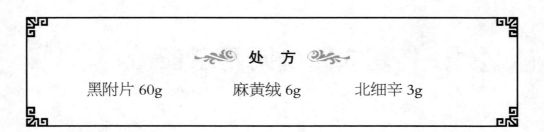

处 方

黑附片 60g　　　麻黄绒 6g　　　北细辛 3g

此方，据清代医家郑钦安云："乃交阴阳之方，亦温经散寒之方也。关附子辛热，能助太阳之阳而内交于少阴。麻黄苦温，细辛辛温，能启少阴之精而外交于太阳。仲景取微发汗以散邪，实以交阴阳也。阴阳相交，邪自立解。"

翌日复诊：服药 1 剂，发热竟退，余症亦减。宜扶阳抑阴，交通心肾阴阳，处以下二方。

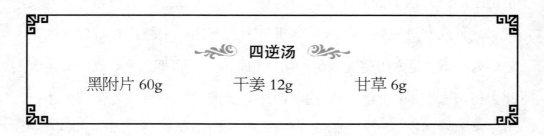

四逆汤

黑附片 60g　　　干姜 12g　　　甘草 6g

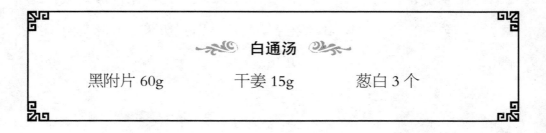

白通汤

黑附片 60g　　　干姜 15g　　　葱白 3 个

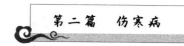

上二方，交叉各服 3 剂后，精神大佳，饮食增进而愈。

〔辨析评述〕

感寒后，恶寒发热，病在太阳；蹼卧、不思水饮、舌润滑，脉沉细如丝，病在少阴，合为太少两感。按阳虚治，只治其里，不治其表，病必不解。按阴虚治，投以青蒿、地骨、鳖甲、甘露饮等，实属南辕北辙，何能取效。不招祸灾，诚实万幸。

体　会

　　本案太少两感重症，初曾用四逆、白通不效，而戴氏用麻黄附子细辛汤微发其汗，散除表寒之后又投四逆、白通反能取效，其理安在？诚如戴氏所述：四逆扶阳而不能解表寒；白通交心肾之阴阳而不能交表里之阴阳。用麻黄附子细辛汤交表里阴阳，令表里阴阳相和，再投四逆扶肾阳以治本、白通交心肾之阴阳，于是表里内外阴阳皆和，故病得愈。

27 太少"两感""戴阳"

丁甘仁

[案例]《丁甘仁医案·伤寒》（封左案）[14]

封某，男。诊脉浮紧而弦，舌苔干白而腻，身热不扬，微有恶寒，咳嗽气逆，14 昼夜不能平卧，咽痛淡红不肿，两颧赤色，据述病起于夺精之后，寒邪由皮毛而入于肺，乘虚直入少阴之经，逼其水中之火，飞越于上。书曰："戴阳"重症也。阅前方，始而疏解：前胡、薄荷、牛蒡、杏、贝之品；继则滋养：沙参、石斛、毛燕、川贝。不啻隔靴搔痒，扬汤止沸，夫用药如用兵，匪势凶猛，非勇悍之将，安能应敌也。拙拟小青龙合二加龙骨汤，一以温解寒邪，一以收摄浮阳，未识能挽回否，尚希明哲指教。

小青龙合二加龙骨汤

蜜炙麻黄 1.5g	川桂枝 2.4g	大白芍 9g
生甘草 2.4g	熟附片 4.5g	煅牡蛎 12g
花龙骨 12g	五味子 3g（干姜 0.9g 拌捣）	
光杏仁 9g	仙半夏 9g	水炙桑皮 6g
远志 2.4g		

二诊：服后，气喘渐平。去麻黄，再进 2 剂。

三诊：颧红退。改用平淡之剂调理，如：杏、贝、甘、桔、茯神、桑皮、苡仁、冬瓜子、北秫米等，接服 6 剂而痊。

〔辨析评述〕

(1) 脉浮紧，身热不扬微有恶寒，虽病已 14 昼夜，似太阳表证未罢，咽痛淡红不肿，两颧赤色，结合病发于夺精之后，此太阳少阴两感兼戴阳重症也。

(2) 某医不识太少两感兼少阴虚阳飞越之证，竟投辛凉宣肺之品，继而又用养阴；错将太少两感重症作外感风热，误将戴阳险证当阴虚生内热，故病延两周，情势险急。

阴虚生内热，所见颧红，阴寒内盛，虚阳被格拒于上所现颧红，两者临床表现、病机皆不同。前者必兼五心烦热、午后潮热、盗汗、舌质红苔少、脉细数等。少阴戴阳证则必兼见手足厥冷、脉微细或沉微、舌质必淡。前者病机是阴液亏损，虚热上浮，病势午后尤著，后者为阴寒太盛，真阳不能固守。前者为里虚热证，后者为里真寒外假热证。真假不可相淆，虽同为虚证，但寒热不可不辨。误将戴阳作阴虚，错投养阴，必增里寒，致病势危笃。

此案同时又兼表寒未罢，太少两感，咳喘气逆，症情复杂，故投小青龙汤合二加龙骨汤，方中内寓麻黄附子甘草汤温经解表，小青龙外解寒邪内以温肺定喘，龙牡五味收摄浮阳，服 2 剂喘息平，又 2 剂残阳收、颧红退，继以调理肺胃而愈。

体 会

少阴"戴阳"与阴虚"颧赤"皆见颧红，一为阴寒盛，格阳于上。一为阴虚虚热上浮。前者证势急，里真寒，上假热，逼迫残阳上浮所致，后者证势缓，阴虚生内热。

少阴寒盛虚阳上浮所致之咽痛，咽部淡红而不肿，表证不解，入里化热所致咽痛，则红肿疼痛。前者为寒火，后者为实火。少阴寒火咽痛，其舌质淡，阴虚虚火所致咽痛，其舌质红。

28 夹阴伤寒

戴 丽 三

[案例]《戴丽三医疗经验选》[18]

陆某，男，50余岁。于1943年夏，因发热不退，住某医院，经西医诊断为"肠伤寒"。用西药治疗无效，又用小柴胡汤加二陈、生地、牡蛎、丹皮之类，病势日趋沉重，已 20 多日，乃请余诊治。症见：高热无汗，面色晦滞，声低懒言，项背强痛，时见惊惧，舌苔厚腻而滑，口不渴，脉沉迟而紧。据症分析，患者病程虽达 20 多日，尤高热无汗，项背强痛，显系太阳未解。然面色晦滞，脉沉迟而紧，声低懒言者，又属表邪闭甚而里气不足所致。不足者，即"气怯"之意也。余询之，患者病作之初。又犯房劳，因而致有里气不足之象。舌苔厚腻，则系湿邪郁甚。此症初起即应以汗法解表，若汗之得当，邪随汗解，万不致迁延时日，愈演愈烈，至于此极。患者当前所现症状，原系太阳、少阴两感证，初起误治，专从和解少阳着眼，屡用小柴胡加减，何能胜任！且生地、丹皮之阴而敛，牡蛎之涩而收，柴胡之升而散，黄芩之清而降，不但不能尽其解表之功，反足以抑减体功之抗力。肌腠愈闭，致使体温愈激愈高，神明将漫步濒于混乱，心机亦日趋衰弱，故时见惊惧。斯时据理而立法遣方，故宜解太阳之表，温少阴之经，而以麻黄附子细辛汤。但又考虑病势初起，前医屡用柴胡一升再升，今时见惊惧，若循规再用麻辛之升散，恐致心神飞越之不良后果。两全之策，唯有温扶肾阳，开太阳气机，引病邪由里达外，遂决定用自拟附子桂枝独活寄生汤。

❧ 自拟附子桂枝独活寄生汤 ❧

附片 60g	桂枝 9g	桑寄生 9g

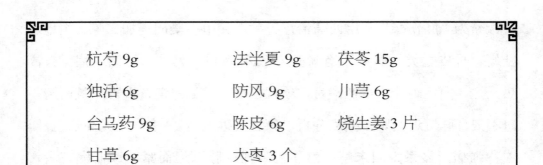

杭芍 9g	法半夏 9g	茯苓 15g
独活 6g	防风 9g	川芎 6g
台乌药 9g	陈皮 6g	烧生姜 3 片
甘草 6g	大枣 3 个	

处方毕，特语其家属曰："此症之转机，若能由阴转阳，阳回阴消，则属易治，似此发热不退至 20 余日，将来恐不免白㾦红斑接踵而发。此方主旨，即在导邪外出，庶免肠壁穿孔之患。"

次日复诊：服药后，神形较安，惟发热如故。仍守原方加重附片至 90g。三四诊均守原方，另加淮牛膝 9g，杜仲 15g，金毛狗脊 9g，以温壮元阳而疗其腰脊之痛。

五诊：用大剂白通汤鼓舞气机，交通心肾之阳。

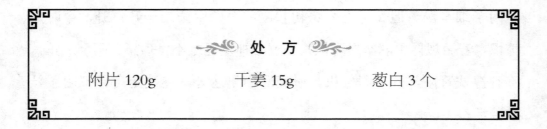

处 方

| 附片 120g | 干姜 15g | 葱白 3 个 |

前数方服后，均未得汗，服大剂白通汤 1 剂后，始溅然汗出，足见表邪固闭之甚，非大剂温里通阳不能逮也。两周来均未大便，近 5 日所服之方，均以附片温壮元阳，强心益火增强体功抗力为主。

六诊：服白通汤 1 剂后，虽已得汗，里阳渐回，发热未退，然全身痛楚大减，神气转佳，惊惧已平，面色润泽。病已由阴转阳，脉现洪大有力。烦渴思饮，病者已由初之形气俱怯转为形气皆盛，实乃预后良好之征兆也，乃用《伤寒论》白虎加人参汤。

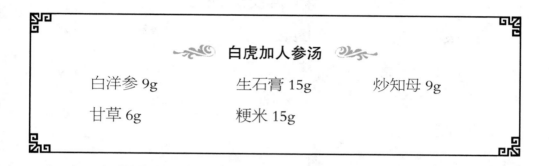

白虎加人参汤

白洋参 9g	生石膏 15g	炒知母 9g
甘草 6g	粳米 15g	

七诊：服上方后，烦热缓解，且得安眠。果然胸间隐隐出现白㾦，足证肺郁已宣，惟胸闷脘㾦殊甚，不大便已 10 余日，脉仍有力，热传于胃，腑气已实，可下之症备矣。

西药治疗"肠伤寒"，便秘禁用下法，下之则因肠蠕动过剧而引起肠出血等危症。然只要具备可下之症，未尝不可用下，故毅然用大承气汤。

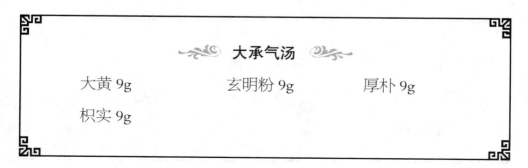

大承气汤

大黄 9g	玄明粉 9g	厚朴 9g
枳实 9g		

八诊：药后，排出臭粪甚多，10余日来之积垢，大为荡除。惟白痦仍续出，并现呕吐。此非大承气汤下后之变，系患者胃气初复，寒热失调所致。给予调和胃气，方用《伤寒论》半夏泻心汤加减。

半夏泻心汤

法半夏 9g	炒黄连 3g	炒黄芩 6g
潞党参 15g	神曲 9g	鸡内金 9g
麦芽 15g	干姜 12g	甘草 6g
大枣 3个		

此方原治伤寒下后，胸满不痛之痞证，身寒而呕吐之主方。方中法夏止呕逆、散结气，芩、连消痞，参、草、姜补脾和中以通上下而交阴阳，加神曲、麦芽、鸡内金消导积滞。

九诊：诸症均减，饮食渐增，但发热转为潮热，神倦，胸稍闷，又4日未大便，时有恶寒。此邪热有余而阳气不足也。《伤寒论》云："心下痞，而复恶寒汗出者，附子泻心汤主之"，正符此候，乃予是方治之。

附子泻心汤

| 附片 60g | 大黄 6g | 黄连 3g |
| 黄芩 6g | | |

心下痞，胸闷不舒，虚热内伏也。恶寒者，阳虚于内也，予泻心汤攻痞通便，加附子以助阳。

十诊：服后便通，周身旋出红斑，色甚鲜艳（若色黑，则系胃阴枯绝，难治也）。前于胸间所发白痦，今已全退。患者至此，神形倦怠，骨瘦如柴。宜保津液、养胃阴为治。

处 方

生地黄 15g	熟地黄 15g	麦冬 9g
天冬 9g	陈皮 6g	白洋参 9g
知母 6g	粳米 15g	犀角 3g
甘草 6g		

十一诊：服上方后，神气转佳，饮食增进，旋又潮热鼻衄，此肺胃余热未尽，血热妄行。宜清肺胃郁热，凉血止衄。方用扁鹊三豆饮加减。

扁鹊三豆饮

黑豆 9g	绿豆 9g	焦栀皮 3g
扁豆 9g	桑叶 6g	枇杷叶 9g
连翘 9g	麦冬 9g	枳壳 6g
藕节 5 个	竹茹 6g	甘草 3g

十二诊：上方服 1 剂，鼻衄即止，潮热亦退，续以养阴润燥滋养之剂调理。方用上方加减。

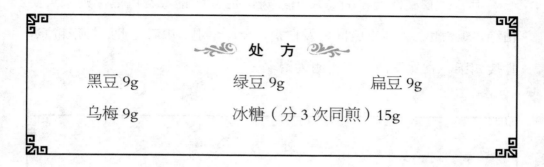

处　方

黑豆 9g　　　　　绿豆 9g　　　　　扁豆 9g

乌梅 9g　　　　　冰糖（分 3 次同煎）15g

上方连服 5 剂，诸症痊愈。

〔辨析评述〕

起病为外感寒邪，又犯房室，因致太少两感。若少阴病尚未深重，允许少阴太阳并治时，可投麻黄附子细辛汤，或能迎刃而解。可本案某医屡投小柴胡升散和解之剂，阳气已伤，且因迭用阴敛收涩之品，闭塞寒邪，留滞于经络，症情演变极为复杂，在此阳气已遭升散顿挫之际，如再发表，必致神越。戴氏未为"肠伤寒"诊断所框，自拟效方，以附子温肾阳、桂枝汤和谐营卫、独活寄生疗腰脊之痛。药后小效，遂紧步前辙，继进白通汤，经此一治，证情已由阴转阳：脉见洪大，烦渴引饮，立处白虎加人参汤。七诊时，肠腑结实，戴氏又破"肠伤寒"禁下之戒，毅然以大承气汤攻之，燥屎下，又现虚痞，遣之以半夏泻心汤、附子泻心汤等辛开苦降。终以养阴润燥清热等法善后，大病痊愈。

本案病情变幻可谓曲幽复杂，然处置之法层次清晰，立法有据，处方有根，自始至终贯穿救阳振奋生机这一主导思想，是谓有阳则生、无阳则亡。

体　会

俗云"肠伤寒"相当于中医温病学中的湿温。本案所述非属温病，正"伤寒"也。可见"肠伤寒"不独见之于湿温，不可不晓。如若泥于湿温论治，将一误再误，必致不救。

本案病程长，变化多，证变、法变、方变，未守于定方，未泥于戒律，倘因循错误，必失良机。

29 伤　寒

金子久

[案例]《金子久专辑》[20]

初一晚先觉形寒头痛，旋即身体壮热，两手脉象沉细而迟，此少阴伤寒也。误投辛凉，逼阳外越，致面赤如脂，汗泄如雨，四肢冷过肩膝，势已危乎其危，用通脉四逆辈，冀回阳气于万一。

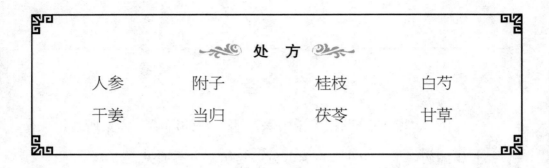

处 方

人参	附子	桂枝	白芍
干姜	当归	茯苓	甘草

二诊：上方连服 2 剂，肢体稍温，汗泄未已，面色虽淡，而红未退，脉象未起，两尺更沉不应指，仍用前法，参入敛汗之品。

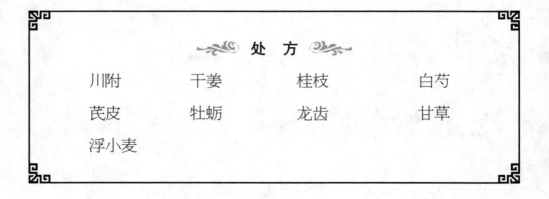

处 方

川附	干姜	桂枝	白芍
芪皮	牡蛎	龙齿	甘草
浮小麦			

〔辨析评述〕

形寒头痛，身体壮热，是外有表寒，其脉应见浮紧，却反见沉细而迟，知又有少阴里寒兼血虚，此太少两感之证。治当宗仲景发表温里，遣以麻黄细辛附子汤。某医却因"壮热"所惑，不虑脉之沉迟里寒表现，误投辛凉解表，遣以凉剂，非但不能退表热，反增里寒，出现阴寒内盛、逼阳上越的戴阳证候。其四肢厥逆、汗大泄，亡阳之候危在旦夕。金氏挽治，急投通脉四逆汤辈加味，破阴回阳。药后，肢体厥逆得减，但汗仍不止，表阳未固，二诊紧步前辙，加强固表敛汗，和谐营卫，使表阳固，阴阳和，化险为夷。

体　会

凡见"高热"，即投苦寒，此当今一大通弊。本案误治之训可谓足戒！

形寒头痛，病在太阳，虽有高热，岂有投辛凉之理。况且脉沉不起，平素元阳本亏之体，感寒后表里同病，此证表里俱急，治当标本兼顾，以麻黄发其表寒，细辛、附子温其手足少阴之里寒，方为善美之治。若径发其表寒，不顾其里寒，亦必大汗亡阳，致成坏证。

30 伤寒误治变证

李继昌

[案例]《李继昌医案》[4]

同道孙某之孙，男，16 岁。因高热 6 日不退而邀余往诊。据云初病起于风寒，因误作湿温而服三仁汤加石膏一剂，以致病势转增。诊视患者，恶寒发热、无汗、头身疼、四肢酸楚、神志迷蒙、肢冷、舌质淡、苔薄白、脉沉紧。此属伤寒失汗，误用渗利清里，导邪入于少阴而太阳之邪未罢之候。当即投以麻黄附子细辛汤加味 1 剂，以温少阴之里而祛太阳未罢之寒。

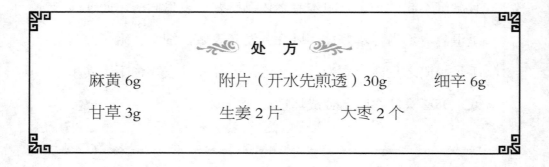

处 方

麻黄 6g	附片（开水先煎透）30g	细辛 6g
甘草 3g	生姜 2 片	大枣 2 个

二诊：上方服后，夜间烦热加剧，继则得汗而热退，头身疼痛亦觉减轻，唯肢冷脉弱，大便微溏，此为太阳表寒已解，少阴里寒未罢，阳气未复，兼有水湿之故，以真武汤续治。

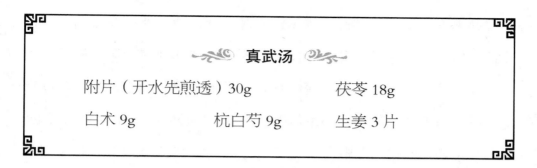

真武汤

附片（开水先煎透）30g　　茯苓 18g

白术 9g　　杭白芍 9g　　生姜 3 片

三诊：上方服 1 剂后各症均减，手温思食，二便正常，仍觉精神倦怠，此阳气渐复，故守上方以干姜 9g 易生姜，以助其回阳温里之力，连服 2 剂。

四诊：各症均解，脉和神复，以补中益气汤调理善后。

补中益气汤

生黄芪 15g　　潞党参 12g　　白术 9g

当归 9g　　炙柴胡 3g　　陈皮 3g

炙升麻 3g　　炙甘草 3g　　生姜 2 片

大枣 2 个

〔辨析评述〕

初病风寒，应辛温发散表邪，却误用石膏、滑石、竹叶等冰伏寒邪，致阳气大伤，使足太阳膀胱表证直陷足少阴肾经。何以为据？太阳病为发热恶寒、无汗，其脉当浮紧，今脉沉紧，故知非纯属太阳，病在少阴（脉沉），不应发热，今反高热不退，亦非纯属少阴。而是太阳外感兼少阴阳虚的太少两感证。所以，用麻黄附子细辛汤加味，以麻黄外解太阳表寒，附子温少阴扶阳，细辛散少阴寒邪，姜、枣调和营卫，甘草和诸药，于扶阳之中寓以解表。1剂热退，太阳表寒除，但少阴里寒未除，继以真武汤壮肾中阳，终以补中益气汤调理善后。

体 会

高热一症，感寒、感温、感湿皆可引致，本案恶寒、无汗、脉紧，分明外感风寒，某医却按湿温在气分而用三仁汤加生石膏清气分湿热，遂伤阳气，阳气一伤，表邪内陷，由表及里，直传少阴。少阴证本无发汗之理，但此为太少两感，非发汗不能解其表，非温经不能扶其阳，故温阳发汗并用，待1剂表寒解，即立去麻黄、细辛之散，转为温阳、升阳而扶正。设若脉微，则不可发汗，以其阳微故也。

31　寒中厥阴、神昏痉厥

周小农

［案例］《周小农医案·产后》[21]

陈某，舆业，子福，媳孙氏，20岁。住慧山耍货公所。

新婚后怀孕8个月，己未正月五日，与夫归宁，酒饭竹战后返家。半夜寒战，陡呼腹内剧痛，口涌痰沫，继即人事不知，遂即小产，恶露不多，目闭，口噤咬牙，两手狂动，气逆痰上而致晕厥。其家以病起于骤，疑鬼祟也，进巫延道禳祷，不减。延医进至宝丹、竹沥等，无效。5日内厥去3次，撤帐含银，尸寝3日，将入木矣。因犹未气绝，其父痛女情深，初十晨来延急诊。往则见殓衣着身，脉沉不起，右部更微，舌淡红，面灰白，肢厥，两手劲而自举，目闭痰涌。窨思病因，瞥见床之右有隙孔，寸许阔而3尺长。询其夫，病夜曾否入房，不应，经其友再四详问乃得。是寒邪由子宫而入厥阴，痉挛腹痛，胎堕以之。口噤咬牙，风痰上涌，瘀血停阻，气塞肝横，痉厥不醒，危险已极。

处　方

| 桂枝 | 防风 | 僵蚕 | 川芎 |
| 钩藤 | 天麻 | 赤茯神 | 菖蒲 |

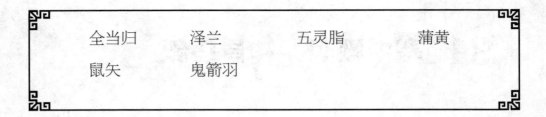

全当归　　泽兰　　　五灵脂　　　蒲黄

鼠矢　　　鬼箭羽

用益母草、苏木，煎代水。

另：西血珀、荆芥、血竭、没药，研细，参须汤调灌。

外治：用雄鸽剖开，麝香1分放病者脐内，将鸽脔覆，布扎。3时许，产妇腹热觉痛，有呻吟声。其父俔而细察，闻腹中攻动。其家以病者难过，揭而去之。得此寒邪提出，转回阳分。煎末续进，涌吐痰涎半盅，并下恶露，神识陡省，目珠活动。

翌晨巳初，即招呼父坐，手足转暖，无力举物，微有咳嗽。问腹中犹痛。因风卧3日，追醒即悬帐矣。

十一日复诊：神识已省，手狂举已定，沃吐痰涎，微咳，腹痛，恶露大爽，脉沉已起。寒邪内袭，动肝犯心，与平常产恙大异，势虽挽回，尚宜温通化瘀。

处　方

旋覆花　　　前胡　　　　荆芥　　　　细辛

独活　　　　乌贼骨　　　当归　　　　赤白芍

抚芎　　　　僵蚕　　　　玄胡　　　　鼠矢

五灵脂

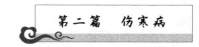

另：血珀、没药、血竭，研服。

并嘱：备麝、鸽剖而重罨。

厥去 5 日，得庆更生，将养数旬而健。越 1 年，又生育矣。

〔辨析评述〕

(1) 本案症见口涌痰沫、口紧咬牙、两手狂动，继则人事不知，病得于骤。某医辨为痰壅窍闭，而投至宝丹、竹沥等，涤痰开窍；以药来测其所辨证候，当是"热痰"阻窍喽？！差矣！投之亦未应。

周氏接诊，根据症兼见寒战、腹内剧痛、脉沉不起，右部尤微，舌淡红，面灰白，肢厥，两手劲而自举。又细察病由，得知病夜入房外受风寒，寒邪由子宫而入厥阴，因而产生寒战痉挛腹痛，痛极以致坠胎，且所下恶露不多，瘀血留着，攻冲而上。遂辨为风痰上涌、瘀血停阻、气塞肝横、痉厥不醒之证。方以防、僵、钩、天麻、赤茯神、菖蒲息风化痰开窍，桂、芎、归散寒和营血，泽兰、灵脂、蒲黄、鼠矢、鬼箭羽、益母草、苏木、血珀、血竭、没药、荆芥活血化瘀；参须汤扶助正气，外用麝香填脐，上覆以剖开之雄鸽。经内外合治，不越 3 时，产妇腹热并能知痛，逐渐神识得省，后经温通化瘀，养息数旬而健。

(2) 雄鸽最淫，性暖，俗传其肉益人，然孟诜云"食多减药力"。用以外治，民间传诵颇久，《吉林中草药》载：鸽子 1 个，剖腹贴患儿胸前，绷带包扎，可治麻疹、猩红热、神昏。由是观之，剖腹雄鸽之外敷治疗神昏确有效验，有拔毒外出，令人神清之效。本案以麝香走窜开其窍闭，剖腹雄鸽以提毒，令客厥阴之寒邪外出，病立转机，此为生死关头之转机，如无此一筹，纵有涤风痰、化瘀血之神方，亦未必能济于事。

(3) 此例神昏非同一般痰蒙清窍，故单纯涤痰开窍不应。此既有风痰壅窍，又有瘀血上冲、心窍被蒙，复加寒邪直中胞宫、入传厥阴、伤寒太厥两感证，因此证势险重，如无明眼慧察，难识病机。周氏审证细微，诊断明晰，施治有方，所以能获"拔刺雪污"之功。

体 会

(1) 神昏，可分"闭""脱"。本案汗不出，绝无"脱证"可言。寒战、痰涌、口噤、舌淡、面白，分明为寒痰阻窍，但医者却投至宝丹、竹沥水等清热豁痰开窍，实属南辕北辙之误。

(2) 孕胎 8 个月，小产恶露不多，同时出现神昏，瘀血上冲之可能性难能排除。

(3) 房事不慎，寒邪直客子宫，故发小腹剧痛，乃至胎堕早产。

以上三证俱急，治当同时兼顾，但尤以神昏最急。救治神昏，若单纯豁痰开窍则不能抑遏瘀血冲心，必豁风痰、化瘀血并图，辅以外用性暖之剖腹雄鸽拔寒，三管齐下，方奏赫绩。

32 阴厥腹痛

赖良蒲

[案例]《蒲园医案·内科》[22]

华某，男，32岁，萍乡人。陡然腹痛拘急，四肢逆冷，颜面赫然而赤，呃逆呕恶，微热心烦，频索冷饮，饮入即吐。医作热厥论治，大汗淋漓，时自眩冒，右脉不至，左脉重按沉细如丝，舌苔薄白。辨证：阴盛格阳，此真寒假热之证。治疗：法宜驱阴救阳，温中散结，佐以苦寒，以分解夹杂之邪，予大剂附子理中汤，加黄连一味主之。

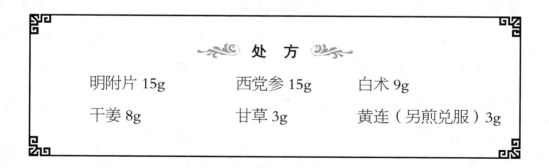

处 方

明附片 15g　　　西党参 15g　　　白术 9g

干姜 8g　　　　甘草 3g　　　　黄连（另煎兑服）3g

水煎服。服药后，竟得熟睡，醒后精神爽快，呃逆呕哕均止；连服 2 剂，知饥纳谷，诸证悉退，脉象冲和；改投归芍四君子汤调理而安。

归芍四君子汤

全当归 9g	酒白芍 6g	西党参 9g
白术 6g	云茯苓 9g	甘草 3g

水煎服，4 剂痊愈。

〔辨析评述〕

四肢厥逆，是为"厥证"。究为阳厥，或为阴厥？医观面红赤、微热心烦、频索冷饮、饮入即吐，作热厥论治，投以大寒，遂现大汗淋漓、时自眩冒、右脉已绝、左脉沉细如丝、舌苔薄白，一派阳微欲绝之证。此真寒在里，阴盛之极，格阳于外，出现面红、微热，阳不济阴，失于蒸水化气，津无上承，而现欲饮清凉，然真寒里居，频饮则反助其邪，故不受矣，不受则饮入即吐，阳微胃气欲绝，则呃逆呕哕不止。证属少阴阴盛格阳、阳气欲脱之危证，故急投附子理中，驱寒回阳救脱。一剂知，二剂挽回危局，脉现冲和之象。善后以归芍四君缓补气血，康复。

体　会

(1) 面赤、索冷饮，何以知为假热？格阳之面赤，必非如阳明里热之面全缘正赤，而系浮游不定之红，其渴，亦非如阳明经热之引饮能消，反因频饮助邪而不受，饮后又吐出。

(2) 手足厥逆、面赤、索冷饮，何以知非热厥？辨析时，当察知于脉。热厥之脉必滑、沉实有力，与阴厥之脉微欲绝判若天壤之别。

(3) 格阳一证，兼见呃逆呕哕者，药进纯温，多难下咽，故附子理中方中加黄连一味，引阳入阴，令热药不致为阴寒所格拒，此等用法，临床不可忽视。

33 阳邪厥逆

刘天鉴

[案例]《湖南省老中医医案选·刘天鉴医案》[12]

颜某，男，1岁多。1956年9月间，突然高热呕吐泄泻，经县人民医院作急性肠胃炎治疗 3 日，呕泻均止，转而心烦扰乱，口渴索饮，四肢厥冷，其母抱往我院陈医处诊治，陈医以吐泻后，四肢逆冷，为阴寒内盛，拟桂附理中汤，因病势较急，就商于余。余视之，手足虽厥冷如冰，扪其胸部跳动急促，肤热灼手，触其腹部亦如炕。余曰：初病即手足逆冷，桂附理中是为正的，此发病 3 日之后，手足厥冷，桂附理中不可轻试，况患儿舌深绛，溲短赤涩，大便不滑泄，粪成黑黄色，又带有窘迫，时索冷饮，烦扰不宁，是为阳邪厥逆也，宜四逆散。陈医惑其四肢冰冷，疑四逆散不能胜任，适彭医至，复邀参看此证，彭医亦赞同四逆散，非急服不可，遂投以此药。服尽 1 剂，夜半手足阳回，心亦不烦，尚能安睡，继以原药 2 剂而得痊愈。

〔辨析评述〕

夏末秋初季节，患儿高热吐泻后，四肢逆冷，似属脾虚阴寒内盛。然扪其胸跳动急促，肤热灼手，腹部亦热，察舌深绛，小溲短赤而涩，大便黑黄不泄但有窘迫感，烦扰，喜冷饮，一派里热盛之象。可知：四肢逆冷为外假寒，余证可谓里真热，里热查无阳明腑实之痞满燥坚实之主症，尽系吐泻后脾运失权，气滞不宣，枢机不畅，升降失常，阳气郁结，不能透达于外所产生的症状。故用柴胡升发内郁之阳，枳实开结除气滞，芍药、甘草以和阴气，阴阳和顺则四肢可温。本证既非寒厥，又非热厥，既无可温之寒，又无可下之热，唯宜宣郁通阳、疏邪利气，故用四逆散疏畅其阳，一剂厥回，二剂康痊。

体　会

本证四肢逆冷，除上述分辨而外，如仅从手足温冷之发生、发展、变化来分辨，亦有规律可循。《丹溪手镜·四逆》云："若手足自热而至温，自温而至厥，传经之邪也，治宜寒冷四逆散柴胡芍药枳壳甘草。若始得之手足便冷而不温，而阳气不足，阳经受邪，宜四逆汤温之，姜附是也。"宗丹溪所训，本证当是传经之邪，四逆散证无疑。刘氏所云："初病即手足逆冷，桂附理中是为正的，此发病 3 日之后，手足厥冷，桂附理中不可轻试"，所论颇合此意。

34 热　厥

黎庇留

[案例]《广州近代老中医医案医话选编·黎庇留医案》[23]

谭某，女。患发热，曾延他医治数日未愈，其父携之到诊。见其发热大渴，手足厥逆，脉浮滑，余断为"热厥"，因太阳表邪入里，致阴阳气不相接而成为热厥。其父因前医连用犀角、羌活、独活、陈皮、法半夏等药，恐其寒化阳脱，提出疑问。又因余惯用温药，偏于温补，意谓非余莫属。余告之当以辨证施治为主。前医虽有犀角一味，除此俱温燥之药。给予大剂白虎汤，服后热退厥止而愈。

余细按此证初起当在少阳，因服温燥之药过多，使热邪壅盛而成热厥，当余诊治时已在险要关头，在治法上，寒厥当温，热厥当清，稍差毫厘，生死立判。白虎汤为清大热、通阳气、养津液之专方，热盛气闭者宜之，是根据伤寒脉滑而厥者，里有热，白虎汤主之。因此余遂给予大剂白虎汤，该病遂愈。

〔辨析评述〕

手足厥逆，伴见大热、大渴，脉滑。得之于太阳表邪失解，传变入里，影响了机体的阴阳升降。平人阳降而交阴，阴升而交阳。足三阳从头走足，以下行为顺；足三阴从足走腹胸，以上行为顺；阴阳两相顺接，乃不厥冷。今里热内郁，中气不运，阴阳升降失度，阳上而不下，阴下而不上，阴阳气不相顺接，故生逆冷。

阳应下而不下，内郁于上，则生热、渴，阳热在里，阴气被格，形成阳反在里，阴反在外；若里热不除，则其厥不已。故以白虎汤清里除热，服后热退厥止。

体　会

　　本证热、渴，其脉滑，必沉伏而滑，沉伏主里郁，滑为热象，与阳明经证洪大而滑有别。除上述症外，必伴见其他里热症状，案中未尽详述，系省文笔法。然临证时，必察舌、切肌肤，相辅判断，不可轻心。

　　热郁于里，治用石膏，其性辛寒，辛能发散，寒凉退热，故有清里彻表之功，若易苦寒泻火直折，则热被寒遏，不得透发，邪不出，反致燎原，用非所当矣。

35 寒入厥阴救逆

戴丽三

［案例］《戴丽三医疗经验选》[18]

　　杨某，女，15岁，病已1周。初病发热呕吐，泻利，头痛，恶寒，曾先后延医诊治无效。现呕逆不止，腹痛硬满，面赤，烦躁。仍感头痛，恶寒，手足僵冷。查其以前所服诸方，均以小柴胡汤为基础，甚至加三棱、莪术攻伐，服后月经适来，病更加剧。

　　察其脉细而欲绝，舌淡紫，与上述病情合参，乃寒入厥阴，其病在肝。肝与胆相表里，肝寒而气郁不升，则影响于胆，气逆不降，故呕逆不止。厥阴为风木之脏，木郁克土，故腹痛硬满。寒入于阴，则阳浮于上，故面赤。吐泻后，阳气与津液俱伤，心肾不交，水火离隔，故烦躁。厥阴外症未解，故头痛、恶寒。肝脾不和，阳明不能达于四肢，故手足僵冷。小柴胡汤乃和解少阳之方，其所以误者，因惑于发热、呕吐，未注意尚有太阳表证之头痛、恶寒，阳明之下利也。若当时投以葛根汤，两解太阳、阳明之邪，则其病早愈。由于越经用药，引邪深入，柴、芩皆清泻肝胆之品，反复用之，攻伐太过，以致病情加剧。幸患者年轻，生机旺盛，正气尚能支持，急投以《伤寒论》当归四逆加吴茱萸生姜汤加味。

处　方

当归 12g	桂枝 9g	炒杭芍 12g
炒吴茱萸 6g	细辛 2g	通草 6g
炒小茴香 6g	砂仁 6g	川黄连 3g
炙甘草 6g	烧生姜 3 片	大枣 3 个

　　方中当归、桂枝、杭芍温经活血，细辛散少阴之寒，吴萸、生姜

散寒止呕，炙甘草、大枣补中生血，通草通经络利关节，尤在泾谓本品有"通脉续绝之功"，加小茴、砂仁以理气通滞而止痛，少加黄连，配吴萸，取"左金"之意，以平肝而为反佐。

上方服后，次日来诊，呕逆全止，肢已转温，面赤、烦躁、腹痛均减。续处以吴萸四逆汤。

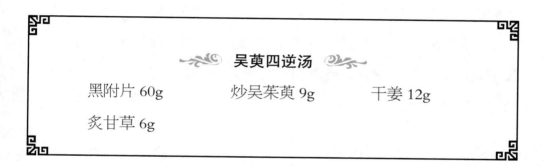

吴萸四逆汤

黑附片 60g　　　　炒吴茱萸 9g　　　　干姜 12g

炙甘草 6g

此方本可先用，其所以不先用者，在于本病既经误治克伐，不但厥阴外证未解，且使肝血为寒所凝而不能畅运，故先予当归四逆汤温血达表，以做向导。继用吴萸四逆汤，温中扶阳，驱除浊阴。如此施治，始可引邪向外一举而平。故服第二方后，诸症悉除，且满身出现红斑，此病邪由里达表，已收预期之效。乃因势利导，以四逆汤振奋阳气，驱邪外散，遂告痊愈。

〔辨析评述〕

(1) 初病，发热恶寒头痛，病在太阳，呕吐、泻利，病属阳明。此太阳之邪不得外解，内迫阳明，逆于足经则发生呕吐，注于手经而大肠传导失司、水谷不别，泄利自作，此太阳阳明合病。医以寒热、呕吐，误诊为少阳证，兼见腹痛硬满、舌淡紫，又疑有下焦血瘀，而用小柴胡汤加三棱、莪术攻之。屡投柴、芩，胆气大伤，寒陷厥阴，急以当归四逆加吴茱萸生姜汤加味主之，继用吴萸四逆汤温中扶阳，诸症悉平。

(2) 戴氏自云："若当时投以葛根汤，两解太阳、阳明之邪，则其病早愈。"此论尚欠全面，拟改为葛根加半夏汤为妥。

下利虽属里证，但由表邪未解，内迫阳明而来，况且病情偏重于表，故不须治里，但须解表，使表和里自愈，用葛根加半夏汤主之，此亦称逆流挽舟之法。

体 会

寒入厥阴，手足僵冷，救治四逆，何以不首选附子、干姜？陈平伯说："盖厥阴肝脏，藏营血而应肝木，胆火内寄，风火同源，苟非寒邪内患，一阳之生气欲绝者，不得用辛热之品，以扰动风火。"此明言少阴里寒阴盛之四末不温，与厥阴之寒邪郁滞、阳气被郁之手足厥寒者有所区别。就本案而言，先用温血达表、除其中寒，遣以当归四逆加吴茱萸生姜汤加味治之是对的。然而继用四逆施以附、姜，则须争鸣！附子、干姜投后，何以满身出现红斑？15岁少年女性，何以附子60g、干姜12g大剂温阳？岂非矫枉太过，扰动风火乎！

第三篇

内科病

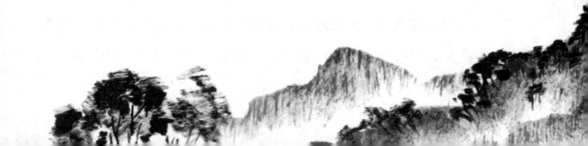

36 中风

沈绍九

[案例]《沈绍九医话·内科》[24]

沈某，男性，年40余岁。体丰性躁，平时善饮多痰，乃脾虚肝旺之体质。病中风后，头晕手颤，四肢木痛，两足肿胀，不能步履，日吐痰涎盈盂，曾服清热、渗湿、滋补肝肾等药，历时数月无效。两脉弦大而数兼有劲象，弦劲而数为肝阳亢盛，大为气虚，当益气补脾，平肝泻热。

处 方

洋参须	白术	茯苓	广陈皮
法半夏	甘草	羚羊角	栀子
刺蒺藜	牡丹皮	桑枝	

本方乃补足太阴，泻足厥阴、少阳的方法，以六君子汤补脾祛痰，所谓"补太阴"也。以羚羊角、栀子、牡丹皮清肝胆，所谓"泻厥阴少阳"

也。更以蒺藜、桑枝，疏通经络，乃补泻同进之法。服之病情好转，仍以前方加减，调理数月痊愈。

〔**辨析评述**〕

该患者体丰、善饮、多痰、头晕、肢木、足肿，其性躁、手颤、脉弦劲，一派痰蕴内阻，肝阳暴涨之象。

脉见大象，知有不足。曾辨为肝肾阴亏，投以滋补，其脉又兼数象，知有里热，兼施清热，以其痰壅，每日吐痰盈盂，故用渗湿，共为清热、渗湿、滋补肝肾之剂。看似证情分析尚合，但投之数月无功。

后抓住脉大与痰涎壅盛作为因果分析，大为脾气虚，脾为生痰之源；脉弦劲而数为肝阳亢盛，断为气虚痰壅、肝阳暴涨之证。立益气补脾治痰之源，平肝泻热治肝之急，而用四君子汤合二陈汤益脾气化痰湿；羚羊角、刺蒺藜、牡丹皮、栀子清肝平肝以制肝之急。此恰合《丹溪手镜·中风》所云："血虚有痰半身不遂，涎潮昏塞，宜以四物四君子随气虚血虚加二陈汤用之，调以凉剂导痰行气"之意。本案为气虚，故不用补血，所遣之羚、蒺、丹、栀之类，即所谓凉剂，并佐以桑枝通经络，使内无气阻，外无留结之患。此补泻合进之法，庶乎明理而用法当，因能见功，调理数月康复。

体 会

唐宋以前，千余年间，中风之外受内生之争未能定局。金元大家，河间主火，东垣主气，丹溪主痰，内风之说遂定。近代则认为总属本虚标实之证，肝肾不足、气血虚少为本，风、火、痰、湿、瘀为标。

本案以患者嗜好言，平时善饮，茶酒皆为生湿蕴痰之品。以体型论，体丰多痰湿，可知其痰湿内蕴已久矣。痰湿素重，困乏脾运，致脾气被抑，脾气被抑，湿痰益聚，相互为因，已成恶性循环，故此"脉大"之虚，不可妄说肝肾，滥施滋补，误投滋补，滋阴助湿，增其痰湿。

此案标实有二：其一已属明痰好辨。其二是肝热亢盛，若滋补肝阴以制亢盛，则缓不济急，且又增湿，必以清肝平肝，方可使肝火得清，肝急得缓，这又系虚实之差，可谓是细微处见功夫。辨证必须入微，处理方能得当，疗效才显卓著。

中风一病，临床变化，急则莫测，缓则错综，不可"三宝"开窍，"活络"善后，如此操简。

37 阴虚头痛

窦伯清

[案例]《窦伯清医案》[25]

孔某，男，39岁，干部。1974年4月门诊。

患偏头痛年余，先由眉头攒竹穴处胀起，逐渐引起头痛，或左或右，痛无定处，痛甚时饮食俱废，同时伴有腰及足跟痛，手足心发热，口燥咽干，虽经多次治疗，效果不显，特来就诊。诊脉沉细，两尺弱，苔薄白。初治屡用风药无效。

患者腰及足跟疼痛，手足心发热，口燥咽干为素质阴虚，故外邪易侵。眉头攒竹穴，足太阳经脉循行之径，邪客其经，动则上冲头痛，初治屡用风药无效，乃正虚邪不去。拟用纯甘壮水，佐以辛散之法，以扶正祛邪，仿《景岳全书》左归饮加味治之。

左归饮加味

熟地黄 15g	山药 12g	茯苓 9g
山茱萸 9g	枸杞子 6g	细辛 2g
肉苁蓉 9g	菟丝子 12g	白芷 4.5g
炙甘草 4.5g		

1日1剂，水煎分2次服。

方中用熟地黄、枸杞子、山茱萸、菟丝子、苁蓉滋补肝肾而益精，茯苓、山药、炙甘草滋养脾胃以润肾，白芷、细辛发表止痛。使阴血充沛，客邪自消。

服3剂，发作减少，疼痛缓解，服完6剂头痛再未发作。现在时逾3个月，近日追访，未曾复发，效果巩固。

〔辨析评述〕

(1) 偏头作痛，痛无定处，或左或右，似属风邪，然屡投风药不效，说明辨证不切。细察患者临床症状，腰及足跟痛、两尺弱为肾虚之征，手足心热、口燥咽干为阴虚之象。综观之，此为肾阴大亏之体，太少标本同病，治必标本兼顾，扶正祛邪，方能痊病。

(2)《类证治裁·头痛》云："头为天象，诸阳经会焉，若六气外侵，精华内痹，郁于空窍，清阳不运，其痛乃作"，又引"东垣曰，头痛每以风药治之者，高巅之上，惟风可到，味之薄者，阴中之阳，自地升天者也"。本案初治流于俗套，迭用风药，未见疗效。何故？治其标，而未治其本也。

(3) 少阴经脉不上头，何以肾虚令头作痛？因肾与膀胱相表里，足太阳膀胱主一身之表，其经脉起于目内眦睛明穴，上行经攒竹穴，经巅其直行者达背，下行于足，与足少阴肾经相交。足太阳膀胱经少气多血，足少阴肾经多气少血。今肾阴大亏，精血不足，表里阴阳气血错乖，故外邪易侵，侵则足太阳膀胱经气不舒，而呈现眉头攒竹穴处胀起，逐渐引起头痛，此由肾之本虚，标之经气不固所致。若祛风治标，不扶其本，则正虚邪不出，只有纯甘壮水，佐以辛散，标本同治，扶正达邪，才能取效。

体　会

下虚上实之头痛，径去上实，不填下虚，徒劳而无功，虚当补肾，实当发散，补肾填其下虚，发散祛其上实。于是，上下、阴阳、气血和调，何痛之有？

38 阳虚寒盛发热

杨志一

[案例]《杨志一医论医案集》[26]

杨某，男性，17岁。入院前反复发热已达9个月，身体羸瘦，不能起床。入院后，大便检查发现血吸虫卵，确诊为急性血吸虫病。因患者极度贫血，不能接受锑剂治疗。中医会诊见患者面色苍白，人迎脉（颈动脉）跳动剧烈，少气懒言。不思饮食，大便溏泄，尿频而短，午后潮热（体温 38℃左右），盗汗，舌淡白不渴，脉浮弦而数不受按，初从太阴脾虚论治，以黄芪建中汤甘温退热，并合五苓散以利湿，约服 10 余剂，热势仍起伏不定，便泻如故，小便或利或不利，而且腹满时痛，两脚浮肿，显为脾肾阳虚，火不生土之候，非温补脾肾不能奏功。此时患者因久病不愈，悲观失望情绪很严重，除力加安慰外，乃改投附桂理中汤加味。

附桂理中汤加味

熟附片 15g	肉桂 3g	党参 15g
干姜 10g	炒白术 10g	炙甘草 8g
淫羊藿 10g	巴戟天 10g	

连服 20 余剂，长期发热终于解除，精神食欲大振，二便正常，腹满脚肿全消，血象检查好转，体重增加，行动如常，无何不适。最后，经过复查，患者完全恢复健康，身体发胖，精神愉快，与前判若两人，已参加农业生产。

〔辨析评述〕

(1) 初据少气懒言，面白便溏，舌淡不渴，辨作脾阳不振，寒湿内生，认为系脾气虚而发热，寒湿内生而下利浮肿，以黄芪建中汤甘温除热，合以五苓散利小便而实大便兼以消肿，投 10 余剂，热势未控，便泻浮肿如故。

(2) 后思及肾司二便，症见尿频而短，大便溏泄，当责之于肾，肿势以下肢，尤以两脚为重，显为脾肾阳虚，火不生土之候，而用温补脾肾之法，改投附桂理中汤加温补命门火之淫羊藿、巴戟天，进药 20 余剂，二便恢复正常，浮肿全消，长期发热得以解除。

(3) 此系阳虚有寒之发热。阳虚寒盛发热的病机是阴盛格阳。《医碥·阳虚发热》云："阳虚为肾火虚也，阳虚不寒，何以反发热？则以虚而有寒（若无寒，而但阳虚，则只见其不足，不能发热）；寒在内而格阳于外，故外热（阳被寒拒出居肌表，外越则脱，不脱而又不能内返，则格斗而激发热也）。"阳虚阴寒不盛之发热，其发多在上午，以昼为阳，上午为阳中之阳，人体正气得阳气之助，与邪气之争则甚，故发热多在午前出现。此案发热在午后，又见盗汗，最为惑人，极易引入阴虚之误辨，查此案毫无阴虚之征，何以见午后潮热、盗汗呢？原因是：阳虚而在内之阴寒过盛，逼迫虚阳浮于肌表，当午后自然界阳气渐衰，阴气渐长之时，自然界阴气之长，助体内之阴寒益张，则逼阳外浮益甚，故午后反现发热。入夜阴寒益增，虚阳外浮肌表发热则腠理开，卫气寐时行阴不能固护于外，故汗液外泄，此种盗汗与阴虚发热之盗汗机制不同，临床最易误辨，须借助其他兼症，综合进行分析，方能正确判断，察看舌质舌苔，往往有助于阴虚阳虚之区分。

体 会

气虚发热，病在肺脾，治从补脾，甘温除热可痊。阳虚发热，病涉于肾。阳虚寒盛之发热，又较阳虚发热病势更进一筹。二者临床表现同中有异，同者，谓皆有阳虚表现，异者，阳虚发热多在上午，常伴有自汗出，阳虚阴寒内盛之发热，可出现午后潮热、盗汗、脉数等寒极似热的表现，临床最难鉴别。治疗上，皆宜导龙入海，所谓踞其窟宅而招之，即温补命门之火，不过补火之剂轻重不同罢了。

39 阳虚寒湿

戴丽三

[案例]《戴丽三医疗经验选》[18]

胡某，男，51 岁。因恶寒发热，不思饮食，经服发汗药后，热仍不退。某中医断为暑热，用栀子、滑石、芩、连之类，服后寒热似疟。改用西药治疟之针剂，针后又觉四肢酸软无力，手足厥冷，眼神发呆，彻夜不眠。又改服中药附片、干姜、参、芪等益气回阳之剂，服后变为神昏、谵语、发痉。又改投寸冬、黄连、口芪、厚朴、瓜蒌壳、枳壳、菖蒲等药，症现呕逆不止，头目眩晕、心神恍惚，手足厥冷至肘膝，已4日未大便，病已半月，症势垂危。

来诊时，除上述症状外，且见患者面容惨白，双目无神，舌心黑而干燥，切其脉沉而细微。此乃寒湿不化，元气不收所致。然从其呕逆不止，神气困顿观之，唯恐元气虚脱而莫救。急用下方。

处　方

公丁香 4g	肉桂子 6g	柿蒂 5g
苏条参 15g	白术 9g	干姜 12g
法半夏 9g	茯苓 15g	砂仁 6g
甘草 6g		

二诊：服药后至晚8时，呕逆轻减，突然腹痛便急，解下黑色粪便甚多，至夜半呕逆全止。今日来诊，肢倦身软，脉转滑大，舌腻而干，胸闷。此胃浊不化，续前方加附片60g以助命火。

三诊：服后，胸闷全消，神形转佳，但觉心烦不安，腮肿及牙龈隐痛。处以《伤寒论》枳实栀子豉汤加苏条参。

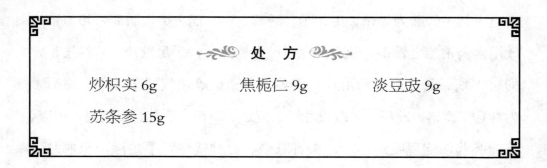

处 方

炒枳实 6g　　　　焦栀仁 9g　　　　淡豆豉 9g

苏条参 15g

四诊：服后心烦大减，但腮肿未全消，牙略痛，用自拟方姜桂苓半汤化裁。

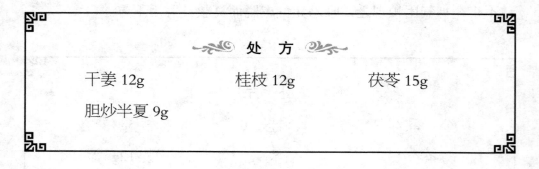

处 方

干姜 12g　　　　桂枝 12g　　　　茯苓 15g

胆炒半夏 9g

五诊：前服方 1 剂，腮肿消，牙痛止，但天明时又现两腿疼痛且浮肿，舌白腻。此因上方之散寒降逆，寒趋于下，故腿现浮肿，总由寒湿未尽，阳不宣达所致。续处下方。

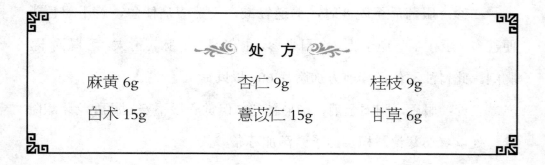

处 方

麻黄 6g　　　　杏仁 9g　　　　桂枝 9g

白术 15g　　　　薏苡仁 15g　　　　甘草 6g

六诊：服后腿痛减，浮肿未全消，继以苓桂术甘汤加附片，及四逆汤加苓、术调理而愈。

〔辨析评述〕

(1) 初起恶寒发热，想必有表证存在，因此服发汗药。药后热势不退，必因解表方药未合证情，或病重药轻，或辨证有误，暑季外感多挟湿，若只发汗不化湿，热因湿留，可能会出现此情。某医又断为暑热，以栀子、滑石、苓、连苦寒清热，冰伏其邪，邪郁少阳则出现寒热如疟。苦寒伤脾阳，益增其湿，则呈四肢酸软，手足厥冷，神呆、不眠等症，医用附子、干姜、参、芪益气回阳，致湿蒙清窍而现神昏、谵语、发痉。于是又杂投养阴、清热、益气、健脾、宽胸化痰、开窍等药，经此一系列误治，苦寒养阴药石杂投，病程迁延半月，元气大衰，阳损寒湿愈加不化。寒湿蕴阻中焦，胃失和降，则呕逆不止。寒湿内蕴中焦，清阳之气难升，浊阴之气不降，故头目眩晕，湿浊蒙闭清窍而现心神恍惚，清阳之气不能布流四肢，脾阳欲绝，手足厥冷至膝。虽曾用"益气回阳"，但因湿无去路，愈益气则湿愈壅，故而上冒清窍。脾为后天之本、气血化生之源，脾气一衰，气血不能上荣于面，面容惨淡，精血不能上注于目，双目无神。舌心黑而干，证似"热极似水"，然综观全症，一派阳衰阴寒盛之象，参照脉象沉细而微，绝无"热极"之象，故属元阳大衰、寒湿不运、津不上承表现。

(2) 救治之法是：观呕逆不止，神气困顿，此为胃气欲绝。先后天本属一气，胃气一绝，肾气必败越，急以理中汤加味立法，干姜、白术温中阳化寒湿，条参、甘草缓急续绝建立中气，四者配合，刚柔相济。加丁香、桂子、柿蒂、半夏温中化湿浊而降逆，茯苓健脾渗湿，砂仁芳香理气化浊，诸药与理中汤配伍，祛痰湿，化寒浊，降逆气而不耗气、不滞气，绝无壅滞湿邪之弊，药后呕逆全止，胃气脱绝之势得以挽回。

（3）二诊时表现为胃浊未化之象，于前方基础上加附片，先后天同治，"益火之源以消阴翳"，药后湿去阳回，形神转佳。但现胸中懊恼、牙痛腮肿，宗枳实栀子豉汤意去烦，加参顾护元气，药后烦去，腮肿未消，兼见牙微痛。戴氏认证明确，判为阴火浮越，再以姜、桂、苓、夏，1剂收功。前症除，一波又起，两腿疼痛且浮肿，苔白腻，立辨为散寒降逆致寒趋于下，总由寒湿未尽，阳不宣达所致，遂以麻黄加术汤合麻杏苡甘汤，令蕴积之寒湿由尿、汗两解，继以苓桂术甘加附子，及四逆汤加苓、术善后调理获愈。

体　会

此仅虚体外感兼湿区区小病，医者解表不求辨证，常规发汗，热不退，又苦寒冰伏，中阳一衰，证情陡变，酿成脾胃脱绝危证。幸遇戴氏慧眼明辨，挽狂澜于既倒。

戴氏挽治，抓住阳虚乃病之本，寒湿乃病之标，无论阴邪上越为牙痛腮肿，或下降为腿肿痹痛，皆未能迷惑其"治病必求其本"之原则，始终从扶阳气、祛寒湿出发，步步为营而收全功。

表证杂治如此情形者临床颇不鲜见，屡见表证发热径用"柴胡注射液"，热不退又投"板蓝根冲剂"，或用"清开灵注射液"此在卫之证不用表解，径引入少阳。又不解，又引入营分，终引至血分，以致外感轻症酿成营血重症，不乏其例。闻者可不足戒乎！

40 中气暴脱 寒热似疟

戴丽三

［案例］《戴丽三医疗经验选》[18]

许某。男，20岁。1951年1月初发病，每日午后恶寒发热，继即大汗如洗。汗后热退，至次日午后又复发作。病程持续已达20余日之久，曾用西药奎宁等类作抗疟治疗，见效不大。改请某中医用小柴胡汤仍然无效，而症象如故，体力渐难支持，由其父扶持来就诊。细审此症，面色青暗，两眼无神而呆视，语音低微，少气懒言，脉来沉细，重按无根，舌苔滑润质淡。其父代诉云："发病时，恶寒则冷如冰雪，发热则如抱炉火。"据其脉症，每日午后寒热，状似疟疾，但热后汗出淋漓如洗，显系中阳不能内守，元气外越，此乃辨证之关键所在。再由患者面色、眼神、舌色等综合观察，已现一派体功不足之虚象，用药不可再事发散。急应扶其中阳，收纳元气，不使外越，或可取效。法当先用理中汤加味。

理中汤加味

潞党参 10g	白术 15g	干姜 15g
炙甘草 6g	砂仁 6g	法半夏 9g
茯苓 15g		

理中汤，本为中焦虚寒而立。党参补气养液而益脾，白术健脾燥湿，干姜温中散寒，炙甘草甘温，配参、术则补中益气，配干姜则辛甘化阳，阳气化行，何患寒邪不散！四味组合，功能扶中阳、固元气、健脾胃、除虚寒。加砂仁纳气归肾，茯苓燥湿健脾，法半夏温健脾胃、降逆止呕。如此加减，使脾胃阳气得复，诸证自可随之而解。

次日复诊：自诉服前方后，寒热大减，汗液渐收。脉搏、呼吸、眼神均见好转之象。法当继续扶正祛邪，宗原方加附子温肾扶阳，以固命门。

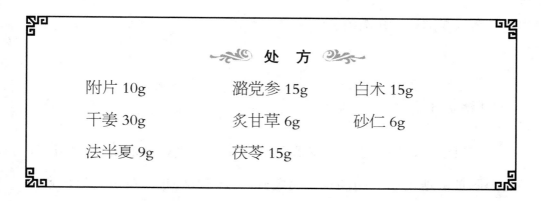

此方之用，本王冰所谓"益火之源，以消阴翳"的原理，加附子温扶先天之阳。先天阳旺，则中焦之阳得复而寒邪自除，脾肾阳旺则阴邪消散。清代医家郑钦安说："阳旺始能镇纳群阴，阴气始得下降，阳气始得潜藏，乃不外亡。"

三日复诊：寒热全退，汗出全止，脉象已由沉细无根转为和缓，病势大有好转。乃着重培土建中，中气健运，可望巩固。处以黄芪建中汤加味调治。

❧ 黄芪建中汤加味 ❧

北黄芪 15g	炒杭芍 13g	桂枝 9g
烧饴糖 30g	法半夏 9g	茯苓 15g
炙甘草 6g	烧生姜 3 片	大枣 3 个
淮山药 15g	北五味 10g	

嘱服 3 剂后，病渐痊愈。

〔辨析评述〕

每日午后，寒热必作，病程已达 2 旬，西医疑为疟疾，某中医误为少阳证，选用小柴胡汤。柴胡之升，致气机外越，黄芩之清，致中阳不守，故汗出淋漓而热不退。

戴氏细查此案，纯属一派虚象，绝无少阳半表半里之证，而用附子理中汤加味，甘温益气扶阳取效。

体 会

此案寒热交作之情甚为少见，"恶寒则冷如冰雪，发热则如抱炉火"，一般气虚阳浮者之寒热绝少有如此表现，此大汗淋漓、中气暴脱之重症，不可轻看。

辨此重证，察舌质之淡、苔滑而润，尝觉凭脉之沉细、重按无根，来得更为可靠。临症足资借鉴。

41 百合病

赵锡武

［案例］《赵锡武医疗经验》[27]

李某，女。来诊时步履艰难，必以他人背负，自诉胸痛、胸闷、心悸、气短、头晕，乃按胸痹治之，投以栝蒌薤白半夏汤之类，久治不效。

细审之，该患者每于发病时，除上述症状外，尚喜悲、欲哭、嗳气、善太息，便于前方合以百合、地黄、旋覆花、代赭石之类治之，药后其证渐消。

〔辨析评述〕

(1) 胸痛、胸闷，按"胸痹"投栝蒌薤白半夏汤温心阳、化寒痰似乎不谬，可久治无效。观其症，有心悸、气短、头晕等心肺气虚证候，甚至虚弱至不能行走，每行必他人背负，可知心肺气虚之极，非单纯寒痰痹阻胸阳。又细审症情，该病呈发作性，患者每于发病时尚有喜悲、欲哭之肺气膹郁症和嗳气、善太息等气机上逆症，综观全案，显系虚实夹杂证候。虚为心肺气虚，实为气逆、痰郁交杂。以疾病名称而论，病非单纯胸痹，同时兼患百合病。故以百合补心肺气，旋覆、代赭降逆气，

131

半夏、瓜蒌化痰浊、开胸痹，因气郁多化热，所以用地黄滋阴除热，又痰为阴邪，其性寒凝，故用薤白振胸阳，以利痰浊温化，药合证情，因见全功。

(2)《金匮要略》论百合病云："百合病者，百脉一宗，悉致其病也。"说明病在心、肺，心主血脉，肺主一身之气，所以百合病又是一个全身性的疾病。至于临床表现"意欲食，复不能食，常默默，欲卧不能卧，欲行不能行，饮食或有美时，或有不欲闻食臭时，如寒无寒，如热无热……如有神灵者"，说明本病伴见精神神志症状。此外，或兼见"口苦小便赤，诸药不能治，得药则剧吐利……其脉微数"等，故知有邪热存在。以其得之于伤寒热病后，故知为心肺气虚，以其有精神神志症状和邪热表现，故知为实。百合病为虚实夹杂病。

(3)《金匮要略》所示病例为心肺气虚，有神志症状，兼见口苦、小便赤、脉微数等热象，此为"见于阳（病）"，这是发于伤寒热病后的百合病。但百合病绝非兼见"热邪"的一种类型，从《金匮要略》论述本病的治则时说："百合病，见于阴者，以阳法救之，见于阳者，以阴法救之"。表现有热邪而用阴法治之者，书中介绍了百合知母汤、滑石代赭汤、百合鸡子黄汤、百合滑石散等治法，而对百合病表现为寒象而用扶阳法治疗的，只提出了"见于阴者，以阳法救之"的原则，未示方药，本案可谓范例之一。

体 会

本案所见为心肺气虚，兼见气逆、痰郁之实邪的百合病。虽临床表现与《金匮要略》所示案例相异，但病机相似。

凡临床见心肺气虚，又兼见神志异常症状表现者，可试按百合病辨治。治疗时，可根据其所兼实邪属寒属热的性质，具体贯彻"见于阴者，以阳法救之，见于阳者，以阴法救之"的原则。

42 顿 咳

赵心波

［案例］《赵心波儿科临床经验选编·百日咳》[28]

侯某，男，7岁。月余阵咳频作，连声不止，剧则鼻衄，眼睑浮肿，呕吐痰涎和食物，曾于当地就医数次未见轻减，小便短黄。

诊断：顿咳（百日咳）。

辨证：舌苔薄黄，脉滑，为肺气上逆，清肃失职之顿咳。

立法：清金宁嗽。

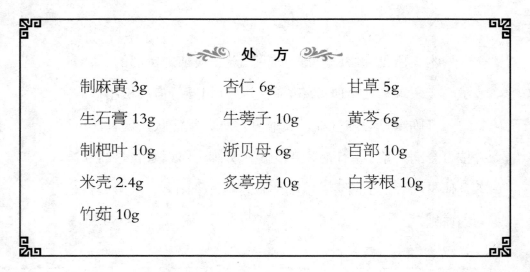

处　方

制麻黄 3g	杏仁 6g	甘草 5g
生石膏 13g	牛蒡子 10g	黄芩 6g
制杷叶 10g	浙贝母 6g	百部 10g
米壳 2.4g	炙葶苈 10g	白茅根 10g
竹茹 10g		

连进两剂，收效不著，阵咳如前，仍有衄血面目浮肿，乃改用宁嗽疏络利窍之剂。

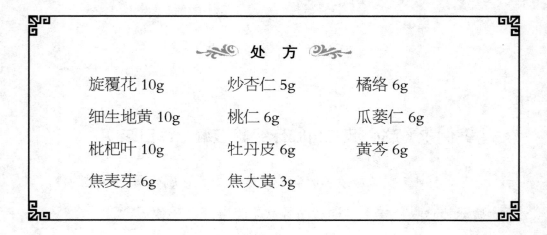

处　方

旋覆花 10g	炒杏仁 5g	橘络 6g
细生地黄 10g	桃仁 6g	瓜蒌仁 6g
枇杷叶 10g	牡丹皮 6g	黄芩 6g
焦麦芽 6g	焦大黄 3g	

药服两剂，阵咳减半，每夜由七八次减到三四次。且每顿阵咳显

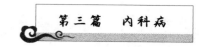

著减轻，舌苔白黄，脉象沉数。原方去焦大黄，又进 2 剂，仅余轻咳，余症大瘥，继予清金宁嗽，降气化痰善后调治。

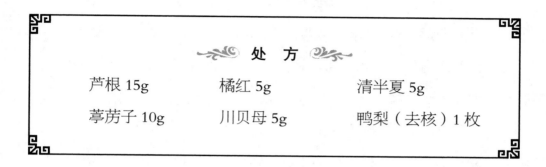

处 方

芦根 15g　　　橘红 5g　　　　清半夏 5g

葶苈子 10g　　川贝母 5g　　　鸭梨（去核）1 枚

3 剂。

〔辨析评述〕

(1) 顿咳既久，邪热恋肺，化燥伤阴动血，故见鼻衄、溲黄、苔黄、脉滑等热燥之象。证非表寒入里化热，麻杏石甘用之无据，投之，麻黄辛温反有助热增燥耗阴之弊，又兼米壳温而收敛，皆与病情不利。故服后阵咳如前、衄血如故。

二诊时，去麻黄、米壳、石膏、牛蒡，改用枇杷叶、覆花、橘络清燥润肺，少加焦大黄导滞清肠，和谐肺胃，连进二剂，咳减衄止，终以养阴宁金定嗽，善后调治而愈。

(2) 面目浮肿系顿咳不止、肺失通调所致，其症结在于肺，顿咳除则不治肿而肿自消。若于方中再顾利水消肿，反成画蛇添足。

体　会

(1) 百日咳病最为难医，咳声频作，连声不止，最易伤及肺阴而化燥。《幼科证治准绳》云："火乘肺者，咳嗽上壅，涕唾出血"。其治不可苦寒清热，更忌辛温杂投，唯以养阴润燥方合病情。

(2) 小儿顿咳多实少虚，切忌米壳之类收敛止咳之品。误用之，多变生莫测。本例幸仅投二剂，即改弦更张，如继投之必生他变。

43　肾虚咳嗽

朱卓夫

［案例］《湖南省老中医医案选·朱卓夫医案》[12]

刘某，年 60 余。患咳嗽气喘痰涌，日夜不能安卧已逾半年，每逢冬季更甚。一日就诊，阅前医所处之方，咸用苏子降气、小青龙及温肺饮之类，据称经常服之无效。疏六君子及真武加姜、细、味亦不应。

余思，以脉之虚弱，形容白而瘦，乃系阴虚水泛为痰，由于冲气上逆所致。遂处以金水六君煎加姜、细、味与之。

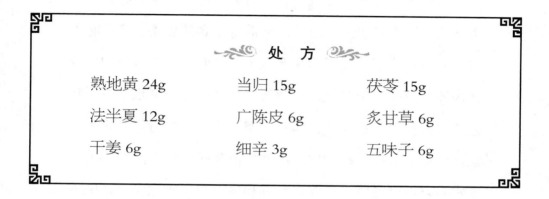

处　方

熟地黄 24g	当归 15g	茯苓 15g
法半夏 12g	广陈皮 6g	炙甘草 6g
干姜 6g	细辛 3g	五味子 6g

服数剂后，竟获渐愈。自后旧病辄发，非用此方不能奏效。乃知有是病，必用是药。

〔辨析评述〕

咳喘痰涌，夜难平卧，逢冬尤甚，似属肺不降气，但服苏子降气、小青龙、温肺饮之属无效。按脾虚土不生金治疗，投六君子，按肾阳虚衰，水邪上凌射肺，投真武加姜、辛、味，亦不应。朱氏认为，既非寒痰饮邪阻肺之实咳实喘，亦非脾、肾不足之虚咳虚喘，依据患者形体瘦、脉虚，认为属高年肾阴亏虚之体，其咳喘夜不能卧为冲气上逆，逢冬加重为内伏痰饮，属虚实夹杂证，遂处以熟地黄、当归滋肾阴、降冲气，二陈温化寒痰，姜、辛、味祛寒饮降肺气，渐而取效，终告痊愈。

体　会

　　肾阳虚，肾水上泛成疾者，投真武加姜、辛、味必效。本证系肾阳虚肾水上泛成痰，故前曾投真武加姜、辛、味不效，而改补肾阳为补肾阴（熟地黄、当归），一投便中。肾之虚证，一阴一阳之差，疗效迥别。肾阴亏虚肾水上泛成痰之症，多见于年迈阴亏之体、湿痰内盛者。其特点是阴虚兼饮，治疗上滋阴可能助饮，涤饮可能耗阴，治则颇费心思。金水六君煎既滋阴又化饮，相辅相成，组方寓意颇深，临床善驭者，治多应验。

44　悬　饮

曹颖甫

[案例]《经方实验录》[29]

　　宋子载之妻年已望五，素病胸膈胀痛，或五六日不得大解，夜睡初醒，则咽燥舌干。医家或以为浮火，或指为肝气，花粉、连翘、玉竹、麦冬、山栀之属，多至 30 余剂。沉香、青皮、木香、白芍之属，亦不下 10 余方。2 年以来，迄无小效。去年 4 月，延余诊治。余诊其脉双弦，曰：此痰饮也。因用细辛、干姜等，以符仲师温药和之之意。宋见方甚为迟疑。曰：前医用清润之品，尚不免咽中干燥，况予温药？余曰：服此当反不渴。宋口应而心疑之。其妻毅然购药，一剂而渴止。惟胸膈胀痛如故，余因《金匮》悬饮内痛者用十枣汤下之，遂书方如下。

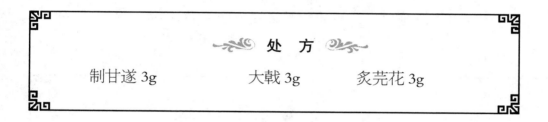

处　方

制甘遂 3g　　　　大戟 3g　　　　炙芫花 3g

用十枣浓煎为汤，去滓令服，如《金匮》法，并开明每服 3g。医家郑仰山与之同居，见方力阻，不听，令减半服之，不下，明日延余复诊。知其未下，因令再进 3g，日晡始下。胸膈稍宽，然大便干燥，蓄痰未下。因令加芒硝 9g，使于明早如法服之。3 日后，复延余复诊，知其下甚畅，粪中多痰涎。遂令暂行停药，日饮糜粥以养之。此时病者眠食安适，步履轻捷，不复如从前之蹒跚矣。后 1 个月，宋又延余诊治，且曰：大便常五六日不行，头面手足乳房俱肿。余曰：痰浊既行，空隙之处，卫气不充，而水饮聚之。《金匮》原有发汗利小便之法以通阳气。今因其上膈壅阻特甚，且两乳胀痛，不得更用缓攻之剂，方用如下。

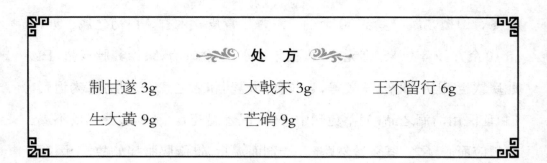

一泻而胀痛俱止。宋因询善后之法，余因书如下。

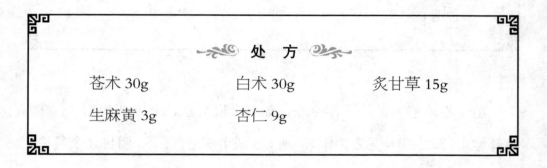

令煎汤代茶，汗及小便俱畅，即去麻、杏，1剂之后，永不复发云。余按十枣汤一方，医家多畏其猛峻，然余用之屡效，今存此案，非惟表经方之功，亦以启世俗之蔽也。

〔辨析评述〕

水饮内停胁下，气机升降失调，壅滞不通，不通则痛，故证见胸膈胀痛等症。肺主气,主布津液,饮邪影响至肺,则气化不布,津不上润,故咽燥舌干,肺津不布,大肠津枯,则大便燥结不通。医以五六日不大便,咽燥舌干,误为浮火,投花粉、连翘、玉竹、麦冬、山栀之属,清热养阴,30剂不愈。后又将胁痛膈胀误为肝气,施以沉香、青皮、木香、白芍等,舒肝缓急,仍无功效。曹氏察之脉症:脉双弦,认证为寒饮邪,故宗《金匮》"病痰饮者,当以温药和之"之意,用细辛、干姜健运中州,布化阳气,一剂脾运得复,阳气上承,故渴止。但因水饮根株未除,所以胸膈胀痛如故。曹氏继按《金匮》"脉沉而弦者,悬饮内痛""病悬饮者,十枣汤主之",而投以十枣汤原方,曾加芒硝,病见显效。1个月后,仍有大便五六日不行,头面手足乳房俱肿等表现,遂改峻剂缓投为汤剂峻攻,痰浊泻下后,用苍白术、甘草补运中州,麻黄、杏仁温肺止喘,终获全效。

体 会

悬饮原为骤得之证,攻之不嫌峻而骤,若稍缓则可为水气喘息浮肿矣。本案挽治之初,曹氏投十枣汤按《金匮》法,嘱每服3g,郑氏为之减半,后虽改投3g,但已成缓攻变生肿喘之症。曹氏再次挽治,采取消饮通腑并施,峻攻猛攻,饮下,势急已缓,则抓住时机,扶正祛邪,可谓认证准确,挽治得法,因能迅速奏效。

45 咳喘宿疾

岳美中

[案例]《岳美中医案集》[30]

彭某，女性，15 岁。生后 7 个月，因感冒而遗留咳喘宿疾，每当气候变化，即诱发咳喘，且缠绵难愈，发育不良。及学龄后，一遇劳累，亦每致病发。其父知医，常以小青龙汤、二陈汤等消息治之，10 余年屡发屡治，屡治屡发。1970 年夏，其父外出，嘱我随时照顾其疾。我在她感冒或劳累发作咳喘时，暂投以疏气降肺之剂，愈后即谆嘱她不间断地服河车大造丸，半年后，体格见壮，到 1971 年夏季，发育迅速，随之宿疾亦即蠲除。又观察 1 年，只在 1 次流感时偶发咳嗽，并未带喘。

〔辨析评述〕

(1) 气候稍变即喘，一遇劳累即发，且发育不良，可知先天禀赋不足。气候稍变即喘者，必卫阳不固于外，卫气根源于下焦，滋养于中焦，升发于上焦，先天禀赋不足之体卫阳当然不足，故机体抗御外邪能力降低，气候稍变即感新邪。感新邪则肺不降气，加之肾虚不能纳气，故咳喘即发。不感新邪，劳累后即发者，劳累伤肾，肾气不足，因发喘息。肾藏精，肾精所化之气为肾气，肾气主宰人之生长发育，发育不良当责之于肾气不充。综上分析，此患者肾气不足为本，《素问·阴阳应象大论》云："治病必求于本"，治本必大补肾气，肾气一复，卫阳充沛，虽有气候变异，正气存内，邪不可干，不致稍有变异即感新邪。

(2) 某医以小青龙汤、二陈汤消息之，此属外感寒邪、内有伏饮之治法，虽屡发屡投，皆不能根治。虽可获暂时疗效。因不知"标"除后再行培补正气治本，所以不能痊愈。岳老洞察标本，发时降气疏肺治其标，愈后常服河车大造丸培本，只需半载，宿疾蠲除。足见治病不求于本，非其治也。

体　会

喘为呼多吸少之疾，肺不降气之喘为实证，夜多难以平卧。肾不纳气之喘为虚证，其喘之特征为"动"则气喘，劳累后即喘，夜多可以平卧。

此案之喘，为肾阳虚衰不能鼓舞卫阳卫护于外，外卫不强，屡感新邪，既非单纯肺不降气之实喘，亦非单纯肾不纳气之虚喘，而是本虚标实之喘。

此案之"本"虚主要临床表现是：稍有气候变异即感新

邪，引发宿疾，极易和"营卫不和""气虚"等相混淆。如认为营卫不和，予以调和营卫则无济于肾阳，非属治本。如认为气虚而投玉屏风散，亦非治本，必认证准而辨析明，发时治标，愈后培先天之本，才能奏根治宿疾之功。

46 痰结肺胃 喘咳晕厥

王 埙

[案例]《醉花窗医案》[31]

刑部主政杨星臣，宁乡人，与余为前后同年，喘咳20余年。每咳甚，或至晕绝不省。医药不啻百数而终罔获效。在星槎侍御处谈及其病，喟然长叹，忧形于色。余问君服何药？星翁云："医家皆谓余好内阴亏，所服药皆滋补剂。年近五旬，不敢强辩，然心窃非之。"余问：君发嗽时，面赤气急否？曰：实有之，不自知也。次早星翁即来求余诊视，因诊其右寸关脉坚凝而滑，几乎搏指，余则平平。乃曰：滑者痰象也，坚凝者痰结也，见于右部寸关之间，盖顽痰结于肺胃之管。肺为清道，胃为浊道，两道为痰所壅，故甚则晕厥也。此病非汤剂可疗，非礞石滚痰丸下之不可。星翁曰，岐黄家畏礞石如砒毒，何可入口？余曰：然则先贤留此方，为毒人耶！君试服之，如误，当甘庸医杀人之罪。星翁见余言确有定见，乃市3钱服之，卧后觉胸膈烦扰，欲吐不吐，不移时，中脘漉漉，解下黑秽数碗，倦而归寝，爽适异常，至晓而若失矣。急驱车揖余，谢曰："奇哉！奇哉！君有胆有识，3钱药去数十年之病，孙思邈之神奇，不是过也。诸医谓余阴亏，抱此不白之冤久矣，得君并雪是耻，感铭何既？"至今函札往来，犹时时道谢也。

〔辨析评述〕

(1)喘咳病，咳甚则晕厥已20年。某医判为房劳过度肾阴暗伤而用滋补，投药不下百数剂，终皆罔效。王氏只抓住"发嗽时，面赤气急""右寸关脉坚凝而滑，几乎搏指"两个主症，竟断为实证。脉滑为痰象，坚凝为痰结！右寸关脉为肺胃脉，顽痰扰于肺胃之管。肺为清道，胃为浊道，痰壅肺胃，故发嗽时面赤气急。痰壅肺胃，清阳不升，浊阴难降，暴发晕厥。投礞石滚痰丸坠顽痰，使清窍开、肺壅宣，咳喘晕厥得痊。前医片面以患者"年近五旬""好内"臆断为阴亏，未能充分运用四诊手段调查临床表现，凭主观想象误用滋补，越滋补痰越生，顽痰越坚，其结局非但未能治病，反倒"致"病，岂不悲哉！

(2)喘病为呼多吸少之症，肺主呼气，肾主纳气，喘疾关乎肺肾两脏，临床所见，虚实皆有。一般而言，误将虚证判为实证，虚其虚者，不乏其例。如何鉴别喘之虚实？虚喘之特点是动则气喘，静止时形若常人，实喘则不动亦喘，喘时上气而急，虚喘尚能平卧，实喘多依息不得平卧，虚喘舌苔薄少或光净，实喘则舌苔多见厚腻。本案前医辨证虚实颠倒，实作虚治，实其实，酿成顽痰痼疾；后医根据主症，立作鉴别，且能辨出顽痰作祟，药到病除。

（3）本案复杂之处在于咳而晕厥。前医或以为患者多室妾"好内"，按"色厥"投以滋补。王氏则按"痰厥"处以豁痰。前者认作"虚"，后者判作实。

色厥之证，多见于先天不足，元海根微之人，又房室无节，纵欲竭情者，《景岳全书》云："以其精去于频，而气脱于渐，故每于房欲后二三日之后，方见此证。第因其病不在即，故不以此为病，兼之人多讳此，而不知中年之后，多有因此而病者，是皆色厥也。"大概前医以患者"好色"，又年过五旬（中年之后），因此判断为色厥，但晕厥发生与房事的关系并未查询，又以何为凭？

痰厥多因痰浊素盛，或因嗜食酒酪肥甘，脾失健运，积湿生痰，复因咳喘气逆，痰随气升，壅阻气机，清窍为之闭塞，遂发生晕厥。痰厥之辨证，临症颇难，往往是明痰（如发作时呕吐痰涎，喉中痰鸣等）好辨，暗痰难寻，临床上，当结合苔腻、脉滑等作出判断。本案根据咳时"面赤气急""脉坚""搏指"，断为实证，结合脉象认作痰厥，攻顽痰，肃肺胃，而见奇功。

体　会

辨证必须依靠四诊方法作充分调查，从四诊症状中抓出主症，并围绕主症进行辨证，不可主次不分，抓住一点不及其余，乃至得出相反结论，辨证首当明辨虚实，再定寒热，病性不清，难免出现南辕北辙之误。

47　食管上端慢性溃疡

许履和

［案例］《许履和外科医案医话集》[32]

沈某，男，57 岁。

患者于晚餐时不慎被鸭骨卡伤食管，引起疼痛，吞咽困难。曾在某医院做食管镜检查，见食管入口处后壁黏膜隆起，疑为"食管入口新生物""异物性肉芽肿"。后又在某军区总院做第二次食管镜检查，认为"病变就在食管开口之后壁，仅见黏膜表面不平，有充血及炎症反应，未见隆起的肉芽组织，触及容易出血"。病理切片报告（－）。

此后食管疼痛更甚，吃流质饮食亦感困难。相继在南京某医院肿瘤科及上海某医院做食管钡剂透视、造影、摄片，均未见癌变。得病后，曾用多种抗生素和磺胺类药治疗，引起过敏反应，如出现急性喉炎，面部神经性水肿，发热（体温 39.3℃），白细胞增高（16 000/mm³）。以后改服中药治疗，全身衰弱情况虽有所改善，但食管炎症仍未消除，咽喉及食管部位感觉痛、胀、干，多次间接喉镜检查，在披裂水平中线偏左红肿，见溃疡缘，两梨状窝有积脓。患者在 1 年零 8 个月过程中，曾到一些大城市医院治疗均未能奏效，精神上甚感痛苦。后经介绍，来本院门诊诊治。既往有左上肺结核（大部硬结）、慢性支气管炎、轻度肺气肿、肺心病、冠心病、高脂血症。

初诊：咽喉干燥疼痛，食管内亦感发胀、干涩、刺痛，只能吃流质饮食。睡眠不佳，形体消瘦，面色少华，舌前半光剥而有裂纹，根中布黄苔。此病因骨鲠受伤，炎症经久不愈，津液从此渐亏。遂拟清热生津之中，佐以和伤生肌，做成丸药噙化，以观动静。

❧ 处 方 ❧

大生地黄 30g	玄参 30g	麦冬 30g
金银花 30g	连翘 30g	桔梗 15g
生甘草 10g	牡丹皮 30g	川贝母 30g
白芍 30g	柿霜 30g	参三七 30g
孩儿茶 10g		

上药共为细末，炼蜜为丸，每粒重 3g，每次噙化 1 粒，1 日 4 次。

二诊：上药服 23 天，咽中干燥及食管干涩均有好转，舌苔根中黄腻已化，但仍只能吃流质饮食，食管尚感发胀，咽部还觉疼痛，两腿软而无力，面色少华。原方加天冬、女贞子、墨旱莲各 30g。仍如上法为丸。

三诊：咽喉干燥，食管干涩续有减轻，精神好转，体重增加 2kg。因口唇麻木，左颈淋巴结肿痛，左侧耳鼻气塞，左眼眶发麻，眼球有欲突之感。而于原方中再加入夏枯草 30g，牡蛎 30g，蛤壳 30g，青黛 30g。

四诊：咽喉干燥，食管发胀、干涩、刺痛感已大有好转，且能吃软面稀粥（每天能吃 400～450g），面色转华，体重增加（又增加 1.5kg），睡眠、二便正常，脉亦缓和有神，再以原法施治。

五诊：咽喉食管症状尚稳定，口唇麻木亦减轻。近日胃口欠佳，右脉虚弱，余症未见动静。再以原法增损。

❧❀ 处　方 ❀❧

大生地黄 45g	玄参 30g	麦冬 30g
牡丹皮 30g	川贝母 30g	柿霜 15g
北沙参 15g	孩儿茶 10g	沙苑子 30g
女贞子 30g	墨旱莲 30g	石决明 45g
橄榄核炭 6g	天冬 30g	阿胶珠 15g
人中白（漂净，煅）15g		

制法、服法同上。

六诊：咽喉干燥、疼痛，食管发胀、干涩、刺痛基本消失，半流饮食通过亦无隐痛，其余诸症亦渐见好转。再以原方配两料，以资巩固。

随访：患者服完第六料后，因咽喉及食管症状完全消失，而自动停药。以后即能吃软食和菜肉末包子。又半年恢复普食，吞咽如常，面色红润，精神亦好。至今未见复发。

〔辨析评述〕

此食管慢性溃疡病，由骨鲠卡伤食管而引起，起病后几经食管镜、喉镜、食管钡剂透视、取活体组织病理检查等而加重了食管黏膜的损伤，出现咽燥、食管干涩、舌苔前半光剥有裂纹等津伤火旺征象，然予养阴清肺汤加减治疗1年零8个月，均未奏效。最后经喉镜检查发现在"披裂水平中线偏左红肿。见溃疡缘，两梨状窝有积脓"，而于原清热生津法中加孩儿茶、参三七2味，改汤剂为丸剂，连服4料，咽喉食管症状基本消失，又于原方基础上增损，加沙苑子、女贞子、墨旱莲、阿胶滋肾水，以期金水相生，治其本，获得满意疗效。

体　会

原以养阴清肺治疗 20 个月，虽全身症状有所改善，可是食管局部病变未能改观。后来取效之因。

(1) 加孩儿茶定痛生肌。

(2) 骨鲠及多次食管镜、喉镜检查，咽喉食管迭经创伤，局部瘀凝，致使炎症难消，故加参三七行瘀止痛。

(3) 汤剂治疗一撂而过，改丸剂慢慢噙化，徐徐而下，可使药物附着于食管溃疡面上，后又用蜂蜜作赋型剂，润肺和中，利于溃疡愈合。给药方法之改变，对疗效之提高，应予高度评价。

(4) 坚持饮食护理，1 日数餐，持之以恒，特别在病情好转时更耐心坚持，总结为"七字诀"：温（不烫不冷）、淡（低盐）、烂（煮透）、少（小量）、细（嚼得细）、慢（慢慢咽）、清（咽清后再吃），尽可能减少对食管溃疡面的刺激和摩擦，医患密切配合，是治愈本病的重要因素。此案可谓高超的医疗技术与精心的护理相结合的典范。

48 反 胃

赵守真

[案例]《治验回忆录》[33]

农人朱佑山，以操作过劳，饮食不节，妨害脾胃，消化不良，由是胸胃胀满，呕吐时作，久则朝食暮吐而后快，形成胃反证候。当住农村医院，诊为胃气虚寒，用黄连理中汤、旋覆代赭石汤、吴茱萸汤、大半夏汤等皆不效，因转我院医治。患者面色惨淡，骨瘦如柴，舌紫红，中心无苔，有红条，两侧微黄，心烦，日微渴，喜冷饮，朝食暮吐，呕吐物呈稀糜状，味气腥酸，便结尿黄，脉则细数，重按有力。审为实证。前医拘于"朝食暮吐"之病名及王太仆"食入反出，是无火也"之言，认为脾胃虚寒，不能腐熟水谷，变化精微，迭用温阳益胃诸法而不知变。细察病者舌中红边黄，口渴喜冷，属于心胃郁热，其吐物稀糜酸腥，乃非胃冷食物不化之比，实由胃热气逆，不为纳化，故历久而复吐出，证之尿黄便结脉数有力诸象，更知为实热而非虚寒矣。据证论治，方以凉心清胃为宜。

处　方

芦根 30g	白茅根 30g	橘皮 6g
竹茹 6g	半夏 6g	木通 9g
藿香梗 9g	贝母 9g	滑石 9g
连翘 9g	天花粉 12g	麦冬 12g

2 剂后，脉转和缓，两日未吐食，渴亦大减，小便黄甚，大便稀溏，是湿热下降之征，药既中的，接服原方 5 日，症状逐渐减轻，食不觉胀，更不反胃，饮食如常，出院还乡，恢复劳动力。

〔辨析评述〕

劳倦过度，饮食不节，脾胃被伤，胃气上逆则呕吐时作，渐而出现朝食暮吐。俗云：朝食暮吐多虚寒，食入即吐多实热。医宗此论，当作胃气虚寒，迭投黄连理中驱寒，旋覆代赭降逆，吴茱萸汤温中，大半夏汤和胃，皆未见功。赵氏详察症情，舌紫红、中心有红条，心烦，尿黄，辨为心热，口渴，喜冷饮，吐物味腥酸，便结，脉重按有力，为胃热。合为心胃郁热、痰热壅阻膈间，证为实热，而非虚寒，前投香燥耗液、刚热劫阴之品，是属误治。因处以凉心清胃之剂，用茅根、滑石、木通、连翘清心降火，芦根、花粉、麦冬、竹茹凉胃润燥，陈皮、半夏、藿梗、贝母降痰止呕。7剂痊愈。

体 会

反胃者，食入反出之谓，又称之为"膈"。反出之物呈完谷不化者，多由胃阳之衰，反出之物，呈糜状、气味酸腐者，则属实热之候。经云：三阳结为之膈。以手太阳小肠主液，足太阳膀胱主津，二腑热结则津液枯燥，故前后秘涩，便结尿黄，下关既屇，势必上涌，故食入复出，是火上行而不下降矣。正如《类证治裁》所论："反胃由食久不化，腐浊上攻，彻底翻澜，二肠失司传送，病在幽门以下。古法多谓胃中无阳，精微不能蒸化。然经云诸呕吐逆，皆属于热。且胃津先夺，热燥难投，必细参脉症，或苦降辛通，宣行壅滞"。此论颇合本病证情。

49 胃 病

谭 述 渠

[案例]《谭氏南游医案实录》[34]

陈菊兰女士，39 岁。由彭亨洲关丹来诊，每至，在酒店居留数日，逾返数日复来。关丹距吉隆坡二百里外，求治不辞跋涉，可谓苦心。患胃病已 10 余年，腹常胀闷，食后常呕吐，大便难，两胁有隐痛。因消化不良，稍硬食物，不能入胃，以粥代饭者历数年矣。切脉则寸紧，两尺皆细，舌白口淡。初以胃苓汤投之，连服数剂，呕吐虽减，大便稍顺，再进则无效。且胁痛不已，改以当归四逆汤加吴茱萸投之。服数剂，胁痛略减，腹胀甚，大便次数多而量少。易以小半夏加茯苓汤投之，不应。以其脾肾两虚，寒在中焦，仍主脾肾双温之治。改用附桂理中汤，肉桂用至 1 钱，连服 7 帖，稍有寸进，但无显效。仍有呕吐，投以四逆汤，服 3 剂。呕虽减少，胀如故。改投真武汤加厚朴、陈皮、砂仁、法半夏等，大便畅，腹胀日减，再服七八剂而愈。

〔辨析评述〕

诊脉独取寸口，脉之源始于胃，输于脾，灌注于五脏六腑，五脏六腑之病变大多能反映于寸口脉上。"切脉寸紧"，当系寸口脉紧指，主脾胃中寒；"两尺"脉，又系寸口脉之具体部位，主肾之次火，"细"为虚。"寸紧，两尺皆细"，以脉象言之，是脾肾皆虚也。舌白口淡，皆为中寒之象。《灵枢·师传》篇曰："胃中热则消谷……胃中寒则腹胀。"热与寒，阴阳之气也。阳为热，阴为寒，寒热之气，皆由中而发，由内而外。胃中热则阳气盛，故食不久即能化而饥，故曰消谷也。胃中寒则阴气盛，水谷入后不能转输运化，故久积而胀也。脾与胃相表里，水谷纳入者虽为胃，而转输运化则为脾。母病则子不能独安，胃寒之始，由于脾虚。《素问·藏气法时论》亦曰："脾病者……虚则腹满肠鸣，飧泄食不化。"至呕者，物盛满而不及运化也。《素问·厥论》曰："太阴之厥，则腹满䐜胀，后不利，不欲食，食则呕，不得卧。"盖足太阴之脉入腹，属脾络胃，故厥则腹满䐜胀。食饮入胃，脾为转输，逆气在脾，故后便不利（即便艰）。脾不转运，则胃不和，是以食则呕而不能卧也。《素问·至真要大论》曰："岁厥阴在泉，风淫所胜……心痛支满，两胁里急，饮食不下，鬲咽不通，食则呕，腹胀善噫，得后与气，则快然如衰。"厥阴肝脉，上贯膈，布胁肋，故肝主两胁，肾阴不足涵其肝木，肝气动而两胁痛也。又木淫而土病，肝气郁而不舒，土母亦为之不利。合言之，则脾肾肝皆病矣。初用胃苓汤、小半夏茯苓汤、理中汤，均为中焦之治，虽略奏效，但其功不显者，盖大便未畅，浊阴不降也。经曰："足太阴独受其浊。"太阴之清气须升，太阴之浊气须降。肾为胃关，关不利，则浊气不降，不降则盛满而胀，胀逆而呕。故最后用真武大建中宫之气，大补坎中之阳，则大便畅，浊阴尽降者。此所谓得后（大便）与气（屁），则快然矣！

体　会

胁痛、腹胀、便难、食后常呕，证似肝脾不调，然寸紧、尺细、舌白口淡，绝无肝强之征，显系脾肾虚寒证候。治用真武汤加味，亦独出匠心。以真武之苓、术、姜，合以朴、陈、砂、夏，相当于平陈汤，燥湿健脾，附子温肾壮阳，补火生发脾气，白芍酸寒敛阴，盖人身之阳根于阴，若徒以辛温大热补阳，不佐以酸收之品，恐所补之真阳无阴以配，终将飞越矣，用芍药是亟收阳气归于阴也。诸药相合，变温阳利水之剂，而为温补脾肾治胃之方。

50　脘　痛

谢海洲

［案例］《医话医论荟要·谢海洲医话医论》[35]

杨某，男。患胃脘疼痛六七年，时发时止。近年来竟痛而不休，精神忧郁，甚以为苦。并见脘部堵闷，纳食欠佳，干呕嗳气，大便不畅，消瘦明显。其脉沉弦而细，舌苔薄，尖边红而有齿痕。前医迭进舒肝和胃理气之剂，未能得效，乃延诊于余。余辨之曰：俱属阴虚，不养阴则难复胃降之和，非柔肝则不能涵其横逆之气，是当益胃阴而柔肝木、稍佐理气止痛。以一贯煎合叶氏抑木安胃之法出入。

处 方

北沙参 12g	石斛 15g	麦冬 9g
生地黄 20g	玉竹 9g	白芍 20g
山楂 24g	枳壳 10g	木瓜 10g
乌梅 15g	生甘草 6g	白蔻 6g

服药 6 剂，诸证减而胃痛除，精神大振，饮食有增但尚嫌不多，腹仍时胀，脉已转缓，舌已不红。为肝逆已除，土衰未复，胃阴渐生而脾气未运之候。遂转以香砂六君健脾和胃以善其后。原方去辛燥之半夏，稍佐护阴之品，药用如下。

处 方

党参 10g	白术 12g	云苓 12g
陈皮 10g	白芍 12g	香附 12g
枳壳 10g	玉竹 10g	砂仁 6g
生甘草 9g		

3 剂，其疾俱愈。

〔辨析评述〕

　　胃脘痛，并见脘闷、纳呆，情志抑郁，呕嗳，脉弦，证属肝木来乘，似无可疑。但苔薄、舌尖边红、体质消瘦，脉见细象等，皆为阴虚之象。且经迭投舒肝和胃理气之剂不效，可知非一般之肝胃不和证，而系胃阴不足、肝阴本亏证候。盖胃阴虚弱则失其濡润，致胃气不和，肝体阴而用阳，肝阴不足，不能涵养，致肝气刚木恣肆为虐，又患者久病，屡进香燥破气，阴愈伤而液愈亡。而气之所以滞，本由液之不能充，芳香气药可以助运行而不能滋阴液，且香者必燥，燥更伤阴，屡屡频投，液益耗而气益滞，胃痛无不频频发作，日以益甚。因之，不益胃阴、柔肝木，非其治也。谢氏以沙参、麦冬、玉竹、石斛益胃阴，生地黄、白芍柔肝木；乌梅、木瓜、山楂、甘草酸甘化阴，佐枳壳、白蔻疏利。进前方，阴液复，疼痛止，转入实土，用香砂六君补土之虚，芍药敛肝，玉竹护阴，终获痊愈。

体　会

　　(1) 本案病在木土，前医屡进舒肝和胃不应，后审明木土之阴不足，改益胃阴、柔肝木，速取捷功。此虚实之异，阴阳之别，可不辨乎？

(2) 肝阴不足可由肝郁化火伤阴而来；胃阴不足，可由理气香燥误投，或因木郁化火，克伐胃津而成。木失条达则肝急，胃失濡润则失其冲和之气，故胃痛成矣。

51 胃下垂（张力低）

章庆云

［案例］《上海老中医经验选编·章庆云医案》[9]

张某，女，50 岁。

初诊：1957 年 4 月 23 日。胃脘胀满，饥而不能进食 1 个月余，每天吃 1 两亦感困难，夜寐不安，易怒，苔薄质淡，脉细。曾服大黄苏打片后，腹泻，体重下降。钡剂检查发现胃下垂 6cm，胃张力较低。证属中气不足，气滞不畅。治当补中益气，理气畅中。

处　方

炒党参 9g	黄芪 9g	当归 9g
白芍 9g	升麻 9g	香附 9g
郁金 9g	八月札 9g	厚朴花 2.4g
砂仁（后下）3g	沉香 1.2g	清炙草 9g
钩藤 9g	磁石 30g	宁志丹（包）9g

二诊：5月8日。服药10余剂，效果不显，胃脘胀满，进食困难依然，苔薄质淡，脉细。体弱气滞湿阻，姑拟芳香化湿，理气畅中，以观静动。

处　方

紫苏梗 9g	佩兰 9g	厚朴 2.4g
苍术 4.5g	八月札 9g	白豆蔻 3g
徐长卿 9g	半夏 4.5g	白芍 9g
生姜 9g	六曲 9g	炙甘草 4.5g
藿香梗 9g		

三诊：5月16日。饥仍不能进食，食则胀满益甚，情绪急躁易怒，苔薄脉细。未见好转，日久气滞郁而伤阴，应予养胃阴、清胃热之剂。

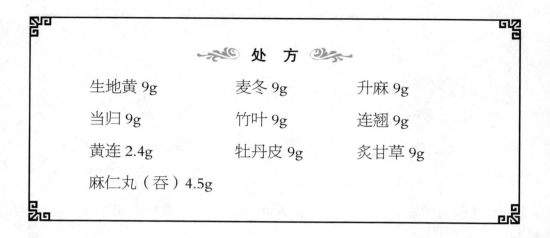

处 方

生地黄 9g	麦冬 9g	升麻 9g
当归 9g	竹叶 9g	连翘 9g
黄连 2.4g	牡丹皮 9g	炙甘草 9g
麻仁丸（吞）4.5g		

连服 22 剂，症状逐渐改善。于 6 月 4 日门诊随访，病人每日进食 3 两，脘已不胀。

〔辨析评述〕

(1) 本案以胃脘胀满、饥不欲食为主症，上消化道钡剂造影诊断为胃下垂。曾用大黄苏打片泻下，药后腹泻阴伤，体重下降，医以舌淡苔薄、脉细，框以"胃下垂"，治必升举，初诊辨为"中气不足、气滞不畅"，法以益气、升举、降气、镇肝、宁志杂投，服药 10 余剂，症情如故。又拟芳香化浊法继进，病情非但不减，反而胀满益甚、急躁易怒，胃热之象显露，方悟为杂投益气、舒肝、芳化等温燥之品，胃阴被耗，其热内生，遂改弦易辙，投以清养胃阴兼清胃热之剂，症情逐渐改善。

(2) 胃胀满一症，脾气虚、肝气滞、胃虚寒、胃积滞、胃阴亏者皆可见之，总以脾运不及为主；饥不欲食一症，胃热脾寒、胃阴不足皆可见之，总以胃为主。本案二症俱见，脾气虚、胃阴不足为主，故属气阴不足之证。由于医者未从主症抓住主要矛盾，分析主要矛盾产生的病机，进行辨证，泥于成法故见，导入误辨、误治，应引为训。

体　会

　　胃下垂以中气下陷、气虚胃肌松弛、张力下降为主要表现。常规治法为益气、升陷，惯用补中益气汤统治。忌用沉降、镇坠之品。本案初诊虽套用"升举"，却又杂投大队疏气镇坠之品，即或证属中气虚陷者亦必少效。遇此病证，如确属中气虚陷，又兼见气滞时，余尝以升举之中大剂投用枳壳，以枳壳疏导气滞，且又能恢复胃肌之张力，改善胃肌松弛状态故也，不比其他疏气、降气之品，只除滞反有碍升提之虞。枳壳一药，诚为治胃下垂、子宫下垂良品也。如无气滞，纯属虚陷者，亦可用之，用之可疏导益气之壅，既有疏补互施之意，又收升提恢复张力下降之功。

　　胃下垂属胃阴不足，特别是属气阴双亏者（本案初诊所见，余意即属之），单纯益气，反会伤阴，再加香燥理气、芳化等一系列误治，胃阴益伤，内热遂起，故呈胃热胃阴不足之证，此误治变证，按此辨治，果收奇功。

52 嘈杂症

潘兰坪

[案例]《广州近代老中医医案医话选编·潘兰坪医案》[23]

吕妻。患嘈杂症，经来嘈杂益甚。医谓脾胃弱不能多食，故易饥。用大剂香砂六君、二陈进，心益嘈而口不欲食，且增渴饮，便结，困倦。余诊其脉右浮数而虚，左弦细而涩，断为嘈杂证。因胃中津液不充，燥而生火，胃欲得食以救其阴液阳津，故食进而嘈可暂止，然津液既竭，断难以一食而即充，故复思食耳。中消症饥可多食，嘈杂症饥则仅可少食，脾阴胃阴俱伤败故也。倘再失治，即延为三消噎膈证，必须以甘凉濡润以养脾胃之阴。

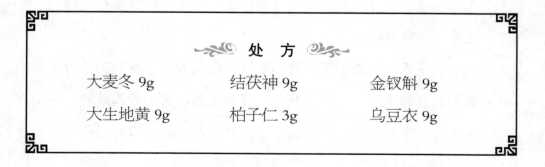

处方

| 大麦冬 9g | 结茯神 9g | 金钗斛 9g |
| 大生地黄 9g | 柏子仁 3g | 乌豆衣 9g |

冲入甜梨汁 1 杯同服，连进二剂略安。

二诊：便仍结，口仍渴。

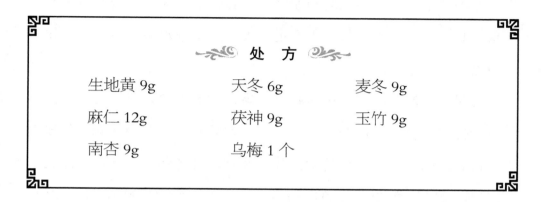

处　方

生地黄 9g	天冬 6g	麦冬 9g
麻仁 12g	茯神 9g	玉竹 9g
南杏 9g	乌梅 1 个	

冲入生白蜜 1 杯同服。连进 3 剂，便通渴止，嘈杂亦略减。继用人参固本汤与生脉散合方加减，作小剂调养。

处　方

人参 9g	麦冬 3g	五味子 5 粒
天冬 3g	熟地黄 4.5g	生地黄 4.5g
茯神 4.5g	柏子仁 4.5g	桂圆肉 1 粒

服 20 余剂而渐安。

〔辨析评述〕

嘈杂之为症，似饥非饥，似痛非痛，心中扰扰不宁之状是也。其病总在于胃。右脉数、渴饮、便结，属阳明有热，但脉见浮虚，可知非实热，而系虚热，故属胃阴不足、虚热内生之象。胃阴不足则饮水自救；胃阴亏不能下及手阳明大肠则便结。左脉弦细而涩，为心肝血虚阴亏之象，其之所由生，亦与胃阴不足有关，以胃为水谷之海、气血化生之源也。

胃阴亏虚治当濡润，医谓脾胃气虚，大剂香砂六君、二陈补进，气有余便生火耗津，温燥之品亦伤津。致阴亏之势有增无减，故属误治之例。此阴虚误作气虚论治，故心益嘈，且增渴饮、便结。潘氏辨证明确，投以甘凉救阴，2剂嘈势略安，再以白蜜润便通腑，乌梅生津，末以气阴双调缓图，20余日获愈。

体　会

《医学心悟》论嘈杂，唯有补脾、治痰火二法，本案初治擅用香砂六君、二陈，势必法遵于斯。然医者师其法，而未辨其脉，痰火者脉滑数，脾虚者脉小弱也，皆与本案不同。

《医碥》又增思虑血虚，五更嘈、妇人嘈以四物汤加减主治例。

至《类证治裁》方有凉润养胃阴稍佐微酸、甘凉生胃液等胃阴、脾阴不足致嘈之治法。此嘈症治法，学术沿革之大略也。《类证治裁·嘈症》发挥华岫云氏所论谓"脾属阴主血，胃属阳主气，胃易燥，全赖脾阴以和之……若胃过燥，则嘈症似饥，得食暂止，治当以凉润养胃阴，如天冬、麦冬、玉竹、柏子仁、石斛、莲、枣之品，或稍佐微酸，如白芍、枣仁、木瓜之属。若热病后，胃津未复，亦易虚嘈，治当以甘凉生胃液，如生熟地黄、当归、沙参、蔗汁之属，或但调其饮食，凡甘滑之类。"是论与本案病情恰合。惟本证胃阴脾阴不足，又经药误治更周折，理则同。

53　腹　痛

俞岳真

［案例］《叶方发微·俞岳真医案选》[36]

梁某，女，72岁，红旗公社梅林山大队。1966年12月2日初诊。脉细弱，苔浮黄，口苦不思饮，气上冲心，不饥不食，胃脘及脐间疼痛，曾吐出蛔虫1条。断为厥阴腹痛，拟方制肝安胃。

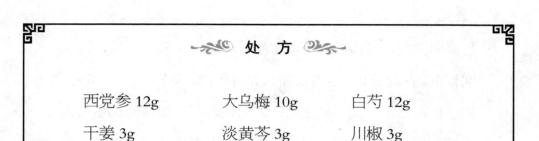

处 方

西党参 12g   大乌梅 10g   白芍 12g

干姜 3g   淡黄芩 3g   川椒 3g

生姜 3 片

2 剂。

4 日复诊，胃脘部疼痛及气上逆等症已解。疼痛移至下腹部，伴有肠鸣，腹中似有块隆起，时时攻动。作中虚腹痛，拟小建中汤。

小建中汤

川桂枝 6g   炒白芍 15g   生甘草 3g

生姜 3 片   大枣 3 枚   饴糖 30g

2 剂。

6 日三诊，药后腹痛略缓一时，不久仍痛，肠间鸣响，少腹似块攻动，无所增减，脉仍细弱不起，因思《金匮》书中称"心胸中大寒痛，呕不能食。腹中寒，上冲皮起，出现有头足上下"，即此之似块攻动。拟大建中汤加味。

大建中汤加味

别直参 6g   川椒 5g   干姜 6g

饴糖 60g   伏龙肝 6g

1 剂。

7 日四诊，服药三四小时后，腹中攻动鸣响疼痛等尽除，夜可安寝，且索粥进食少许。仲景圣方，取用对证，效如反掌。前投小建中不应者，乃治虚劳里急之方，此为腹中大寒痛，取大建中始验。差之毫厘，谬以千里，辨证用药之难也如是。仍用原方 2 剂。

服后其病如失，从未再发。

〔辨析评述〕

(1) 腹痛，辨其部位，痛在脐上属太阴脾，痛在少腹左右属厥阴肝，痛在脐腹正中属少阴冲任。究其病因，有气滞、血瘀、寒、热、虚、实、虫、食等。痛而胀满多实，痛而不满为虚，实痛拒按，虚痛喜按，痛而有形多实，痛而无形多虚，饱食痛为实，饥时痛者为虚。寒痛得暖而减，热痛得凉则缓。痛时有形，痛止则散，攻冲走窜，痛无定处为气痛；痛有定处，按之有形，始终不散者为血瘀疼痛。

(2) 本案初诊凭痛而气上冲心、吐蛔断为厥阴腹痛，仿乌梅汤意，处以制肝安胃伏蛔方，2 剂药后，痛势略缓，疼痛由脘脐移至下腹。二诊判为中虚腹痛，拟小建中汤 2 剂，药后痛势似缓未止。终据《金匮》意，遣以大建中汤加味获效。

分析全案，从疼痛部位辨，初在中脘、脐间，后又移至下腹，说明病在太阴兼及少阴冲任，痛处不定，非瘀血，肠间鸣响，是寒非热。脉细弱，苔不厚，属虚证无疑。不饥不食，不思饮，吐蛔，痛在胃脘，呕不欲食，皆脾虚之象。下腹有块隆起，时时攻动，为寒邪夹冲气上逆。归纳上述各症，此为里虚中寒冲气上逆证，按厥阴寒热错杂证治，用温（干姜、川椒）虽可以祛寒，但同时又用凉（芩、芍）反增其寒，故似效非效。二诊投小建中汤，虽可补里虚，可祛中寒之力不足，寒气攻冲、肠鸣不止。三诊确诊里虚中寒，用人参、饴糖建中补虚，以川椒、干姜祛寒，加伏龙肝温中镇逆，1 剂显效。

(3) 初诊断为寒热错杂证，疑点在于苔浮黄、吐蛔，医者误为上热下寒，寒热错杂证，因此拘于《伤寒》厥阴法，套用乌梅汤意治疗。二诊脉细未复，伴见肠鸣，认出里虚寒，但对证势估计不足，投小建中汤，补中虚有余，制中寒则不足，因此未能显效。三诊补虚祛寒并施，方才中的，而获成功。

体　会

辨证不可拘于书本教条，吐蛔未必全系寒热错杂的乌梅汤证。此为里虚，内有大寒，寒气攻冲，与虚劳里急之小建中汤证只虚少寒有别，同厥阴腹痛之寒热错杂证差之更远。若投以《金匮》附子粳米汤或可取效。但治虚寒腹痛，附子不如干姜；治虚寒性呕吐，半夏不如川椒；补中治虚，甘草、粳米、大枣不如人参、饴糖。故还以大建中汤立意为切。

54 甘遂半夏汤治久泻

衣震寰

[案例]《老中医医案选·衣震寰医话》[37]

高某，女，32 岁，鸡西市某照相馆职工。1971 年 3 月 4 日就诊。

1968 年 5 月因产后体弱缺乳，自用民间方红糖、蜂蜜、猪油各 4 两合温顿服。由于三物过腻，勉强服下 2/3，其后即患腹泻。经某医院诊断为"胃肠神经官能症"。3 年来，中西医多方治疗未效。

其面色苍白无华，消瘦羸弱，轻度浮肿，体倦神怠，询其晨起即泻，日三五行，腹泻时腹无痛感，辘辘有声，短气，口干不饮，恶心不吐，上半身自汗，头部尤著。诊其右脉沉伏微细，左略兼细滑之象，舌苔白滑。当时误认此证是久泻脱阴脱阳，即用大剂六君子汤加减，重用人参，以为中气复建，证或可挽，不料服后转剧。

复诊：药后心下满痛愈增，腹泻加剧，达日 10 余行。脉证合参，一则其证固虚，然必有留饮未去，故欲补其正，反助其邪，所谓虚不受补者也；二则心下满痛拒按是留饮结聚属实；三则口虽干而不欲饮，属饮阻气化，津不上承；四则身半以上自汗属宿饮阻膈，阳不下通，徒蒸于上；五则脉沉伏而左兼细滑，是伏为饮阻，滑为有余，里当有所除。细询之。泻后反觉轻松，心下满痛亦得略减，继则复满如故，如此反复作病，痛苦不堪。宗《金匮》："病者脉伏，其人欲自利，利反快，虽利，心下续坚满，此为留饮欲去故也，甘遂半夏汤主之。"随定下留饮一证，投甘遂半夏汤 1 剂。

甘遂半夏汤

甘草 10g	半夏 10g	白芍 15g
蜂蜜 50g	甘遂 3.5g	

先煮甘草、半夏、白芍，取汁 100ml，合蜜，将甘遂研末兑入，再微火煮沸，空腹顿服之。

三诊：药后腹微痛，心下鸣响加剧，2 小时后连泻七八次，排出痰浊水样便，泻后痛楚悉除，自觉 3 年来从未如此轻松。后竟不泻，调养 1 个月，康健恢复工作，追访未复发。

〔辨析评述〕

(1) 产后体弱，过食甘腻，壅脾聚湿为泻。视其临床表现有面色苍白无华、羸瘦、浮肿、体倦、神怠、短气、自汗、苔白滑，初诊以为脾气虚寒，大剂六君子汤加减，重用人参，不料服后腹泻增剧，达日10 余行。复诊时方悟，正虚固有，然凭肠鸣辘辘、口干不思饮、脉见滑象知饮邪尤著，处甘遂半夏汤，1 剂泻下痰涎甚多，诸症悉除，调养月余而痊。

(2) 本病与泄泻日久，损脾及肾，阳气不振，肠滑失禁，而作泄泻者不同。其鸡鸣即泻，极类命门火衰之五更泻。病机不同：盖饮为阴邪，当寅卯阳气升动之时，气动饮行，故泻而病减一时，正如《金匮》所云"此为留饮欲去故也"。五更泻则属肾衰而少阳升气不举，故亦黎明作泻。虚实两途，只要掌握《金匮》留饮下利的特点，不难辨识。何以有如此特点？缘饮结胃肠，下迫作泻，泻后饮势稍减，证似稍轻，而饮邪巢穴未除，水饮复聚，故又满痛如旧。此留饮作泻，不可妄补，补反壅邪，当以攻邪为务，必邪除而后缓以扶正。

(3) 甘遂半夏汤，用甘遂行留饮，半夏散痰结，是《内经》留者行之，结者散之之义。伍以蜜、芍，甘以缓之，酸以收之，令"行""散"而不伤"正"，邪去正存，寓意颇深。甘遂反甘草，相激一战，留饮尽去，若畏"遂"战"草"之反，去"草"则不战，必不效。剔饮全在此一战，非决此一战，正必不胜，邪必不败，饮巢必不拔。

体　会

(1) 留饮可致泄泻，且多属顽固难愈之久泻。寻常健脾、升举、温阳、分利、固涩诸法，颇难取效。根据"有故无殒"的原则，用甘遂半夏汤治之，一般药后泄下水液浊痰之便，使多年夙疾，1 剂顿除，或即见转机，稍事调理而愈。衣氏经治者百余例，颇验。

本病症现短气、消瘦羸弱，一派"虚"象，临证最易误为虚证。《丹溪手镜》云："痰饮者，其人素盛今瘦，肠间辘辘有声""留饮者，背寒如手大，或短气而渴，四肢历节疼，胁下痛引缺盆"。足见实证可见羸状，如无胆识，难能明鉴是证。

(2) 甘遂半夏汤煎服方法颇值得研究。《千金》痰饮门，半夏、甘遂同煎，芍药、甘草同煮，以蜜和二药汁再煮。本案先煎半夏、白芍、甘草，合蜜，甘遂研末兑入，再微火煎沸，空腹顿服。归纳之，甘草、甘遂分别与他药同煎，合蜜后方能同煎，由是观之，白蜜在方中是不可缺少的。

55 下利清谷

黎庇留

［案例］《黎庇留医案·连用姜附忽转芩连》[38]

吴涌冯某，父子俱以搜取肥料为业。其父年已古稀，忽患下利清谷。请高姓医，诊治数日，高固负盛名，而熟读《伤寒论》者也，俱大补大温之剂：附子理中，更重加归芪之类。其平日处方，必以12味，始谓之"单"。乃服药以来，下利不少减，且四肢厥逆，无一脉胃败！余诊毕，断曰：症诚重笃，但必利止后，脉渐出，始有生理。即用四逆汤，日夜连服，次日下利止，而脉仍未出。即于原方加参续进。是日，颇能纳食。次早诊之，脉渐可循，生气还出也。复诊，据言昨夜不能成寐。盖由下后，心阴已虚，心肾未能相交，于是改用黄连阿胶汤，一剂即能熟睡。

此症连用姜附，忽改芩连，所谓帆随风转也。由是，调养数日，即告复原。夫以七十老翁，病危乃尔，而收效之速，竟复若是。益知仲景之方，固不可易，而六经之法，胥在运用之妙耳。

〔辨析评述〕

下利清谷者，谓泻出未消化之物也。

古稀之年肾气已虚，患下利清谷，四肢厥逆，无脉。《伤寒论》第225条曰："脉浮而迟，表热里寒，下利清谷者，四逆汤主之。"第389条曰："下利清谷，内寒外热，脉微欲绝者，四逆汤主之。"四逆汤为治四肢厥逆、下利清谷之主方。本案：病初，高姓之医虽亦大补大温为治，然其中附子理中加北芪、当归则未能切中肯綮。盖《伤寒论》第159条云："伤寒服汤药，下利不止；心下痞硬，服泻心汤已，复以他药下之，利不止；医以理中与之，利益甚。理中者，理中焦，此利在下焦。"理中方之参、术皆补中之品，加北芪亦补中益气，而加当归，其性油润，又于虚寒泄泻有滑利之弊。所以，服之非惟下利不少减，反致肢冷脉绝。而四逆汤之所以有效，则以其药简而味纯，不为参、术、芪、归之补益，分其专达下焦之力，故下利得止。干姜温脾阳，附子补命门之真阳，助清阳之升发，而腾达于四肢，故施以四逆汤之后，阳回气暖，四肢无厥逆之患。

厥回，而脉仍未出者，则以荣气不足之故也。四逆加人参汤主之，服后颇能纳食，且翌晨脉亦可循，其理安在？据《别录》人参有通血脉之功，且能复胃气，胃气既复，则荣气泌其津液注之于脉以应刻数，是为脉动，故曰："生气还出。"《伤寒论》第385条："恶寒脉微而复利。利止，亡血也，四逆加人参汤主之。"恰合本证病机。

厥回、脉出后又现夜不能寐。此由下后阴津大亏，心营不足，水火不能相济，恰如《伤寒论》第303条所曰："心中烦，不得卧，黄连阿胶汤主之"之证，用芩连直折心火，用阿胶以补肾阴；鸡子黄佐芩连，于泻心火之中而补心血；芍药佐阿胶，于补阴之中而敛阴气。

斯则心肾交合，水火升降，是以扶阴泻阳之方而变为滋阴和阳之
剂也。

体 会

本案连用姜附，忽改芩连，此证变法变，盖临诊之际全
在随机应变耳，不可拘于一定之成规而不思变通矣。

56 痢疾

高仲山

[案例]《老中医医案选·高仲山医案》[37]

张某，男，48岁。

近二日因饮食不慎，又浴后当风，突发热恶寒，头痛恶心，腹痛下坠，
里急后重，1日十数次，肛门灼痛，便如胶冻。脉浮数而滑，舌红苔薄白，
曾服葛根黄芩黄连汤及香连丸不效。证属病邪在表，不宜苦寒清里。

拟治以辛凉解表法。

<table>
<tr><td colspan="3" align="center">处 方</td></tr>
<tr><td>双花 15g</td><td>连翘 15g</td><td>云茯苓 15g</td></tr>
<tr><td>枳壳 10g</td><td>桔梗 10g</td><td>柴胡 10g</td></tr>
<tr><td>前胡 10g</td><td>羌活 10g</td><td>独活 10g</td></tr>
<tr><td>川芎 10g</td><td>薄荷 10g</td><td>甘草 10g</td></tr>
<tr><td>鲜姜 10g</td><td></td><td></td></tr>
</table>

2剂，水煎服。服后，诸症顿失，霍然而愈。

〔辨析评述〕

病起不慎口腹，阳气窒塞，食滞中焦，浴后当风复感外邪，表之邪郁，气机不流，遂发痢下日十数行。虽有肛门灼痛，但发热恶寒、头痛、脉浮数、苔薄白，说明风热表证正急。其邪在表，不在阳明，其表证属风热，不属风寒，其发痢前，中焦停滞积湿且有化热之势，不属太阳误下、邪陷阳明。故投葛根黄芩黄连汤及香连丸，苦寒清里不效。

高氏宗《临证指南医案》及《温病条辨》治痢用解表法，易辛温为辛凉，巧妙取胜。方以双花、连翘，薄荷辛凉发散风热，桔梗开肺与大肠之痹，枳壳宣中焦之气，升降相因，调畅气机；二活、二胡、川芎辛散以行滞气；云苓渗中焦之湿；鲜姜和中降逆气；甘草和胃气。全方发表祛湿行滞而不伤正。药证相合，二剂痊愈。

体　会

有是证，用是法，制是方，治疗须分层次。此案风热之邪在表，并无阳明胃肠里热，处葛根芩连之方，实属无的放矢。

本案脉滑、舌红、痢下灼肛，似有里热，实则属病前饮食不慎，中焦停食生湿蕴热之象。此等热象与太阳之邪失解、入陷阳明之热不同，非太阳阳明合病，而是风热表证兼食积痢。《丹溪手镜·下利》说："寸脉浮数，尺中自涩，必下清脓血……数而滑者，有宿食，可下。"然本案所用消导积滞之品不多，而仍能取效，以其苔薄白而不厚腻，知中焦之滞非甚，积亦不重，但有蕴湿；又兼外有表证，故不用下法，而以二活，苓胜湿，枳、桔、二胡宣降，湿得分利，气得宣畅，病霍然而愈。辨证明确，立法用药如丝合扣，诚可效法。

57 久 痢

廖仲颐

[案例]《湖南省老中医医案选·廖仲颐医案》[12]

周某，男，50岁。病下痢3月余，多方治疗，未能奏效。患者形体消瘦，倦怠无力，设躺椅卧于上，在椅下挖一孔，使所下脓血便从孔中流入盆内，日数次。两尺脉虚大。审视前医之用药，有清热解毒者，有宽肠理气者，有收涩固脱者。脉证合参，乃痢久不愈，邪去正衰，导致肾气虚惫。治宜补阴滋肾。

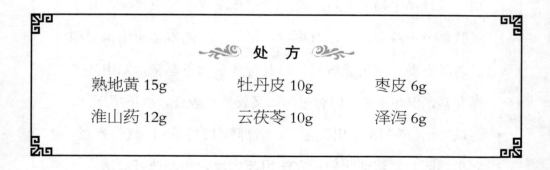

处 方

| 熟地黄 15g | 牡丹皮 10g | 枣皮 6g |
| 淮山药 12g | 云茯苓 10g | 泽泻 6g |

服上方5剂后而痢止，形体逐渐康复。

〔辨析评述〕

久痢、形瘦、两尺脉虚大。证非大肠湿热，故投清热解毒不应，亦非肝脾气滞，故予宽肠理气不效，收涩固脱，终非审因治本，故亦无功。脉证合参，乃肾阴大亏之证。阴亏证据有四：一者痢下无度真阴枯竭，二者前医迭用苦寒耗液伤阴，三者形体消瘦，四者两尺虚大。治以六味地黄汤，补肾阴以固其本，肾阴得复，司摄如常而痢自止。

体 会

痢久津竭，真阴未有不虚，所谓痢多亡阴也。阴不足则阳凑之，故往往成阴虚有火之候，虚热所迫，泻下多赤而少白，且黏滞不爽，此同湿热之黏滞不爽有别。湿热痢之黏滞不爽，痢下有物，阴虚之痢下黏滞不爽，所下无物，多虚坐努责。

阴虚下痢，重点在于补阴，误用苦寒、破气，则阴更伤，当属虚其虚之例。

58 休息痢

逸　舲

［案例］《湖州十家医案·逸舲医案》[39]

蔡某。《内经》以"饮食自倍，肠胃乃伤"奉读病单，此病初由伤腑，继乃伤脏，究系食滞撑伤大肠支络，饮食转输至此，必有留滞成积。渐次伤及太阴脾脏，机轴失运，血渗于肠，挟积垢而自下，酿为休息红痢，是以清浊混淆，大小便不能泌别。先用连理汤，转运清浊。然症已有年，营阴薄极，面乏华彩，未易除根。

连理汤加附子、归、芍、木香。

二诊：迭进连理汤，分理清浊，仅得小溲稍长，大便依然。诊脉弦搏，身有小热，大便欲解，颇有不禁之象，继则仍然后重，究系痢久伤阴，纯乎气药，未免益气助热。此阴虚气坠，湿热下注，仿许学士法。

处　方

阿胶珠	川黄连	炮姜炭	乌梅
云茯苓	当归身	白芍	菟丝饼
党参	炙甘草		

〔辨析评述〕

(1) 痢之白属寒，赤属热。白伤气分，赤伤血分，赤白相兼者，气血俱伤也。今现休息红痢，大便滞下，热象显矣，然医凭痢已经年、面乏华彩，遂予连理汤加附子、归、芍、木香等分理清浊，姜、附迭投，阴津被劫，反出现身有小热、脉象弦搏，至此方悟谓"痢久伤阴，纯乎气药，未免益气助热。"实属误辨误治之例。后宗许叔微《本事方》酸甘养阴法，阿胶滋肾水，乌梅生阴津，白芍、甘草酸甘化阴，当归和血，炮姜、云苓、党参补后天，菟丝补先天，川连清大肠未尽之湿热。诸药谐和，共奏益阴生津、培补脾肾之功。实属气阴双顾，此正如《临证指南医案》中邵新甫所云："最难愈者，莫如休息痢，攻补之法非一。"

(2) 连理汤方出《症因脉治》一书，即理中汤加黄连、茯苓。此用于久痢伤及脾阳并大肠湿热未除者，若加附子，则用于脾肾阳弱不运相宜，施于痢久阴耗液伤者则相悖。

体　会

休息痢者，屡止屡发，经久不愈之谓。经久正伤，有伤阴、伤阳两途。伤阳者，必脉细弱、舌质淡、痢下色白；伤阴者，脉弦细数，舌质必红，痢下色红，甚或身有小热。休息久痢，阴伤、阳伤首当明辨，证之阴阳虚实，宜细审焉。

59 咯血

张山雷

［案例］《医林荟萃·张山雷学术经验专辑》[40]

李某，素有咯血，所失本不多。两日来连咯不已，几于盈瓯。前医止用清凉未效，进一步投犀角生地不止，盖气升火升痰升，不知潜降导痰开泄，终是无济。脉左弦劲右小，神气甚旺，舌薄腻，大府欲畅不解，非潜镇摄纳，通达下行何济于事。

处　方

旋覆花（包）9g	代赭石 24g	龙齿 12g
生牡蛎 30g	橘红 3g	桃仁 14 粒
延胡索 4.5g	地榆 9g	柏叶炭 9g
大黄炭 4.5g	鲜生地黄 12g	白芍 6g

二诊：前法连进 3 次，血已净，咯痰未已，精神不倦。因家眷远来视疾，谈话烦劳，陡又咯红不已。仍授桃仁、归尾、苁蓉、旋覆花、

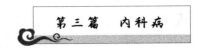

代赭石、血余等，血又少，胃不知味，舌前半光滑少华，后半薄黄润泽，乃定后方。

处 方

牡蛎 30g　　　代赭石 24g　　　玄精石 15g

归尾炭 3g　　　枣仁泥 9g　　　瓜蒌皮 6g

大贝母 9g　　　柏叶炭 9g　　　地榆 9g

旋覆花 9g　　　白芍炭 6g　　　金石斛 9g

血余 2.4g　　　紫草 9g

三诊：前方 4 服，血无一丝，咳亦不作，胃加知味，唇色渐淡白，面无赤色，舌淡，脉左弦未已。

处 方

延胡索 9g　　　鳖甲 9g　　　淮小麦 15g

乌药 9g　　　　枸杞子 9g　　　牡蛎 24g

玄精石 15g　　　当归尾 3g　　　枣仁 9g

大贝母 9g　　　侧柏叶 9g　　　白芍 6g

陈皮 3g　　　　砂仁 10 粒

〔辨析评述〕

(1) 咯血，《内经》称"咳血"，《证治要诀》称"嗽血"，《丹溪心法》则称"咯血"。后世《医宗必读》《血证论》中有将"咳血""嗽血""咯血"细加分别者，如朱丹溪说："咯血不嗽，而咯出血也。"《症因脉治》云："咳血即嗽血。"《医碥》则谓："咯与嗽为一类。"《血证论》称："咯血者，痰带血丝也。"总之，咳血、嗽血、咯血，名虽不同，血皆从肺、气管而来。

(2) 本案症状记述不详。综观全案，前医用清凉未效，又投犀角生地，血不止，可知证非肺热壅盛，亦非血热妄行。望其神色甚旺，精神不倦，可以将脾肺气虚、气不摄血证候排除在外。临床表现无外感症状，又舌质不红，无典型阴虚表现，故可排除外感咳血与阴虚火旺咳血。据脉左弦劲右小，咯痰不已，判为气逆，而宗缪仲淳治血三要诀中第一诀"宜降气不宜降火"法，投旋覆花、代赭石沉降逆气，龙骨、牡蛎潜镇逆气，生地、白芍养肝，令气通达下行，有所依附，气逆日久，反复咯血不已，定有瘀滞，加之无热误用苦寒，必生血瘀，所以用桃仁、归尾、血余、元胡之类祛瘀，气逆咯痰不已，用玄精石清降涤痰，橘红理气化痰，大贝母开郁消痰，辅以地榆、柏叶炭、锦纹炭止血，前因屡进苦寒，胃不知味，舌淡，面无赤色，先用金石斛顾胃阴，渐少用陈皮、砂仁芳香醒胃。一剂知，二剂愈，咯血止，胃气复。

体　会

"素有咯血"极易断为虚证。因"所失不多"，虽病程迁长，见神气尚旺，知非虚证。出血证固然以"热迫血行"者多见，实热投用苦寒几成常法，可"热"应有热之证据，本证"舌淡""面无赤色""唇色渐淡白"，脉不数，清凉据何？无热清热，反伤胃气，中土一弱，痰浊犹生，左脉弦劲，木气愈横，气逆无制，血随气升，致咯血反复不愈。治则恰合"宜降气不宜降火"之法。

《血证论》云："昔人谓咯血出于心……又谓咯血出于肾……水火互根，肾病及心，心病亦及肾，其有心经火旺，血脉不得安静，因而带出血丝……痰血之来，虽由心肾，而无不关于肺者也。"本案并无心火，主在气逆，然气之逆固然与金不能克制肝木有关，但也不能不说与肾有关，实为肝气挟冲气上逆，因此特用枣仁泥宁心，浮小麦养心，鳖甲、乌药、枸杞子补养肝肾，益增摄纳之功，可谓上下左右兼顾，辨证遣方用药周密之至矣。

60 吐 血

朱卓夫

[案例]《临证心得·吐血》[41]

湘潭市张某，男性，年40许，于4月间因涨大水，足浸冷水，又为搬杂物过费心力，忽而口吐瘀血，经数医治疗罔效，迁延旬日，愈吐愈增。一日，来余寓就诊，脉之濡缓，舌苔薄白，身无寒热，大便溏泄，口喜热饮，索视前医所用之方，悉以寒凉一般止血套药。以脉证合参，乃水寒土湿。中气埕郁，胃气不降所致，以黄坤载灵雨汤加灶中黄土主之。

处 方

人参 6g　　　　茯苓 12g　　　　法半夏 12g

炒北姜 6g　　　炙甘草 12g　　　柏叶 9g

牡丹皮 9g　　　灶中黄土 15g

服3剂后，其血顿止。继以六君子汤加黑姜、阿胶、白芍等类，数剂而痊。

〔辨析评述〕

血证，属热证者居多，属寒证者少，此为规律、常套。其治疗不外止血、消瘀、宁血、补虚四法。

本案因足浸冷水，过费心力，所谓水寒土湿，中气埋郁劳力内伤中气而得。其症：苔薄白，脉濡缓，便溏，口喜热饮，一派中气虚寒之象。气虚则不摄血，寒则血不归经。治之之法，急以人参、炙甘草、茯苓益气摄血，所谓血脱益气也。炒姜、伏龙肝温经散寒，柏叶止血，丹皮消瘀，尤以半夏降胃气，胃气以下降为顺，今逆吐失其下行之令，急降之，则血不致奔腾矣。终以六君子汤加炮姜、阿胶、白芍补虚善后，此既具治本之用，又有收功之意。

前医不察临症表现，不辨寒热，不审虚实，动辄凉药强为降下，岂非逆而又逆乎！致虚寒之证，阳气愈伤，血寒愈增，何血能止！

体　会

血证每见死于热证者少，死于寒证者多，殆医者治血证畏热药若信石，爱凉药如仙丹，即凉药误之，不任咎也，爱是而有偏重凉药之弊。总在分别阴阳寒热，审证处方，斯无贻误。

本案中气虚寒，治应温理中气，切禁寒凉。

61 尿血

张赞臣

[案例]《张赞臣临床经验选编》[42]

栾某，男，50岁，干部。门诊号：90948。

初诊（1965年7月30日）：素有胃下垂及胃出血病史。近2个多月来，小便量多，呈鲜红或玫瑰色，且有浑浊沉淀。食欲减少，胃脘觉冷，用热水袋外熨则舒。有时肋下掣痛牵引腰部，抑或气滞不适。大便正常。脉左弦右细弦、两尺乏力，舌质淡边红，舌苔中腻根垢带糙，形瘦面苍，神疲乏力。久病之质，本元亏损、脾阳虚弱，兼有湿热，致清浊不分，而成尿血。先拟益气悦脾，佐以分清化浊。

处 方

炒党参 9g	土炒于术 6g	炙黄芪 9g
淮山药 12g	炒白芍 4.5g	扁豆衣 9g
白茯苓 9g	建泽泻 9g	陈广皮 4.5g
生薏苡仁 9g	熟薏苡仁 9g	采芸曲（包煎）9g
萆薢分清丸（包煎）9g		

4 剂。

二诊（8 月 3 日）：药后尚能适应病机，尿血渐见减少，左肋下隐痛略减，原方继服 9 剂。

三诊（8 月 11 日）：尿血止而复来，色淡红，脘腹觉冷，左肋下及腰部酸痛依然。脉细弱重按弦劲，舌苔中腻未化。乃脾肾阳气未复，药力一时难逮。治宗原法踔进。上方加菟丝子（盐水炒）9g，14 剂。

四诊（8 月 25 日）：腰部冷痛已减，胃纳稍增，午前尿色较淡而清，午后尿色红而浑，胃脘冷感如故。脉来较前有神，舌苔中腻。再予上方去菟丝子、采芸曲，加炒牡丹皮 4.5g，霞天曲（包煎）9g，7 剂。

五诊（9 月 1 日）：迭进益气和中分清之剂。中州脾气虽有转机，而阴霾之气未退，至夜半或黎明时则感脘腹欠温，随之小便出血较多，且有浑浊沉淀。脉细弦，舌苔薄腻。再循前法增损。

处 方

潞党参 9g	炙黄芪 9g	土炒于术 6g
白茯苓 9g	软柴胡 3g	建泽泻 9g
扁豆衣 12g	广陈皮 4.5g	生薏苡仁 9g
炒丹皮 4.5g	淮山药 12g	霞天曲（包煎）9g
萆薢分清丸（包煎）9g		熟薏苡仁 9g
生白芍 4.5g（加淡吴茱萸 1.5g 同炒）		

6 剂。

此方服 1 剂后，自觉胃脘有灼热感，小便出血增多，即减去吴茱萸，续服 5 剂，脘部无不适，纳食馨香，尿血亦少，脉转细缓，舌苔薄腻渐化。

六诊、七诊（9 月 15、29 日）：2 周来尿血已止，小便呈橙黄色，饮食渐增，惟腰间尚有冷感。脉细缓，舌苔淡薄。脾阳虽转，而肾气未充。上方去萆薢分清丸，加补骨脂（盐水炒）6g，14 剂。

八诊（10 月 6 日）：1 个多月来，尿血止后未复发，精力日渐充沛，面色转润，予前方去柴胡、补骨脂，加黄精 9g，甘杞子 4.5g，30 剂。

九诊（11 月 11 日）：嗣后体质渐复，症情亦趋稳定。拟益气扶正培本而为长期调理。

❧ 处　方 ❧

生黄芪 9g	孩儿参 6g	焦白术 6g
淮山药 9g	制黄精 9g	麦冬（元米炒）6g
熟女贞 9g	生白芍 4.5g	炙甘草 2.5g
大枣 5 枚		

〔辨析评述〕

(1) 辨证：尿血而兼脘冷喜熨、神疲乏力、溺血色淡红、舌质淡，且素有胃下垂史，此中气下陷，气不摄血而致尿血可知。又脉两尺乏力、小便量多、腰部酸痛有冷感、夜半或黎明时感脘腹欠温，此肾阳虚衰之体，脾虚及肾之征。然又见舌苔中腻根垢带糙、午后尿色浑浊，膀胱湿热有据。综观之，脾虚气陷、肾阳虚衰为本，膀胱湿热为标。此尿血一病既见脾气虚陷不能统摄血液，又有肾阳虚、阳虚血寒、血寒血不归经，也有膀胱湿热内蕴，迫血妄行，虚实兼见，寒热错杂。

(2) 治疗：①初诊、二诊时，用参苓白术散益气悦脾，以萆薢分清丸分清化浊，尿血虽减未止，因肾虚未顾，故止而复来。②四诊发现夜半或黎明时脘腹欠温，随之小便出血增多。以其见脘腹冷，误认为系胃中寒，而加吴茱萸温中散寒，药后胃脘出现灼热感，小便出血更增多，说明此脘腹欠温非属胃寒，且"欠温"发作之时恰值肾之"主时"，属脾肾阳衰所致无疑，理应温暖肾元，非热燥之性的吴萸所宜，用之不仅变生脘部灼热感，反而中耗脾气，下助湿热，故尿血无减有增。③八诊时，加补骨脂、甘杞子补肾，分明补肾施之过迟（注：尽管三诊曾用菟丝子9g，14剂，四诊时又去之），补肾之药物选择亦不甚妥当，以致疗程拖至2个月有余。如能及早脾肾双补，疗效可以早见，疗程可以缩短。其补肾所选之药，似择肉苁蓉必较菟丝子、枸杞子、补骨脂所用为佳，以其补肾之中寓以止血之功故尔。此外，补肾之法亦当细究，肾阳虚固然应当补阳，但不可纯用阳药，应于阴中求阳。本案虽补肾阳药用之不多，但亦应配以补肾阴之品为妙。九诊收功长期调理之方已用女贞、黄精，实属调整纯用补阳而呈现的阳亢之象，如能当初恰当运用"阴中求阳"之法，何须善后纠弊之虞。④本案之脾气虚而下陷非同一般之脾气不足证候，投参苓白术散加味或归脾汤补益脾气虽可益气摄血，然举陷之力不足，虽曾用软柴胡升阳，但不及升麻举陷止血之功卓著，亦算美中不足之处。

体　会

(1) 此案中见脾气虚陷，下见肾阳虚衰、膀胱湿热，证情纷杂，标本俱急。医者偏治脾虚兼顾湿热，忽视了升陷、补肾。由于命门之火未补，火不能生脾土，因之拖延了痊愈之期，然终能识误转入补肾，亦不失为名医认证的确之誉。

(2) 分消膀胱湿热所用萆薢分清丸一方最有卓见，恰合证情。其旨重在分清，令湿热从分消而去。因方中有乌药、益智仁等温阳助膀胱气化之品，故湿热去而不损阳。若遣清热之品，虽可祛膀胱之热，但损阳反增肾阳虚衰之势。

62 尿　血

章次公

[案例]《章次公医案·血证》[43]

郭某，男。溲血有虚实之分，先血后溲而痛者属实，先溲后血而不痛者属虚。实证多半在尿道、膀胱，虚证则多在肾。细考此证之经过，其病在肾，虽痛亦虚。

处　方

炮附块 5g	阿胶珠 15g	升麻 6g
五味子 6g	川续断 12g	熟地黄 15g
仙鹤草 18g	粟壳 6g	杜仲 9g
桑寄生 12g	当归 9g	

二诊：去附块。

三诊：前方用附，溲血不减，去附则其效大见。

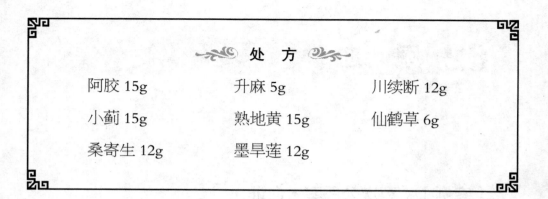

四诊：无意中去归，小溲之痛与血量皆减，可见走窜温行之品，皆不相宜，仿古人肾不能摄纳论治。

处 方

阿胶 9g	五味子 9g	杜仲 9g
桑寄生 12g	金樱子 9g	生地黄 12g
熟地黄 12g	菟丝子 9g	补骨脂 9g
墨旱莲 12g	御米壳 9g	

〔辨析评述〕

(1) 溲血一病首见《素问·四时刺逆从论》和《灵枢·热病》，《素问·气厥论》中又称"溺血"，《金匮要略·五藏风寒篇》称"尿血"。

尿中带血，尿时无痛感或有微痛感的属尿血范畴；尿时有剧痛感甚至牵引少腹作痛者称血淋。本案既称"溲血"，又云"小溲之痛"，其痛甚微可知。

(2) 溲血之病位历来多有争议。明代《景岳全书·溺血》说："血出精道痛者，是即血淋之属"，清代《医宗金鉴·杂病心法要诀》却云："精窍溺血膀胱淋"，其"注"中曰："溺血从精窍而出，淋血从膀胱而出"，近代《医学衷中参西录·理血汤》条中云："溺血之证，不觉疼痛，其证多出溺道，间有出自精道者。大抵心热移于小肠，则出自溺道。肝移热于血室，则出自精道"；本案又云："溲血有虚实之分，先血后溲而痛者属实，先溲后血而不痛者属虚"，提出："实证多半在尿道、膀胱，虚证则多在肾"等。这种关于尿血来自"精窍"还是来自"膀胱"等提法应从临床实际出发，笔者以为当重视病因，《医学衷中参西录》颇有见地，不可拘于定位之说。

(3) 章氏以尿血有痛无痛分辨虚实，此论不甚全面，余临床所见尿血而痛，其病位并非皆在尿道、膀胱，尿血而痛，其证绝非"实证"仅有，虚证亦有尿痛，所当辨别者是；尿前痛、尿时痛属实证者多，尿后痛（空痛）属虚证者多，这倒是应当注意的。

(4) 观其案云："病在肾"，一诊方中遣用附子，想必有肾阳虚之证。然投温阳摄血，溲血不减；二诊去附子，则其效大见；三诊时，无意中去归，小溲之痛与血量皆减，察其取效之方，仿古人肾不能摄纳论治，以熟地、阿胶育肾阴，予菟丝子、补骨脂助肾阳，以方测证，此为肾之阴阳两虚证无疑。故投大力温阳之附子有助虚火动血之弊，易为菟丝子、补骨脂小温其阳，配以育阴之熟地黄、阿胶，加之生地黄、小蓟清热凉血止血，共奏阴平阳秘、血循常道而不溢出之功。

章氏治肾阳虚摄纳无权、血寒不得归经之尿血喜用附子、当归，以附子温阳摄血、驱寒散凝，辅以当归行血和血，则血止无留瘀之后患，然用于阴阳两虚证反有温行走窜动血之虞。

体 会

肾阴阳两虚证尿血，温阳勿用大热，补阴不用苦寒。诚有阳虚并无血寒，切忌行血祛瘀之品。

63 便 血

冉雪峰

[案例]《冉雪峰医案》[44]

武昌葛氏，患风温，系外感触动伏邪，发高热，烦躁，自汗出，反恶寒，某医师视为寻常时感，寒热夹杂，用十味香苏饮、九味羌活汤等，羁延日久，其热愈炽，午后则剧，时或谵妄，改请某医诊治。曰：此本温病，误治伤液，日久邪已内陷，邪实正虚，用加减黄龙汤润下并行，不应。加重下药，因之腹满痛，便血，微喘直视，遂请余往会诊。脉细弦近数，神识半昏，舌上津少，底绛，苔黄而灰，干涸生裂，一团邪火。此系病温，下血防其亡阴，微喘直视，兆端已现，但血既下，温邪已有出路，坏处在此，生机亦在此。且身热未全罢，已内陷，但尚未全陷，是为半坏证，尚可救药。拟犀角地黄汤加减。

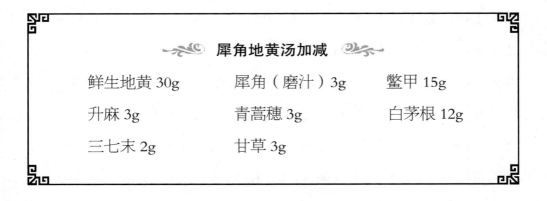

犀角地黄汤加减

鲜生地黄 30g	犀角（磨汁）3g	鳖甲 15g
升麻 3g	青蒿穗 3g	白茅根 12g
三七末 2g	甘草 3g	

2 剂血净，腹痛止，身热退。前方去青蒿、犀角、三七，加沙参、牡丹皮、地骨皮各9g。2 剂后，以竹叶石膏汤、归地养营汤加减缓调收功。

〔辨析评述〕

(1) 高热恶寒，烦躁自汗，风温之病，治当辛凉重剂清解。前医误为风寒时感，浪投十味香苏、九味羌活等辛温发散之剂，诚属温上加辛，热势愈炽，燎原莫制。热邪久羁，吸烁真阴，呈午后热剧，并见谵妄。后医认作邪实正虚，投加减黄龙汤，冀希便通热退，不料投之不下，复加重下剂，至此阴液重劫，遂现便血、腹满、直视。冉氏诊时，神识已半昏，察舌津少、干涸生裂，其津液之枯燥固不待言。其舌质绛，苔黄而灰，幸未现痉厥瘛疭等动风之症，故知邪热由气入营血，因以犀角地黄汤化裁，凉营滋阴清虚热而止血。2剂血止，危势挽回，解除亡阴之虑。

(2) 下之不通。《温病条辨·中焦篇》第十七条认为情形有五：应下失下，正虚不能运药，新加黄龙汤主之；喘促不宁，痰涎壅滞，右寸实大，肺气不降者，宣白承气汤主之；左尺牢坚，小便赤痛，时烦渴甚，导赤承气汤主之；邪闭心包，神昏舌短，内窍不通，饮不解渴者，牛黄承气汤主之；津液不足，无水舟停者，间服增液，再不下者，增液承气汤主之。核之本案，似合牛黄承气或合增液承气之情，而非合新加黄龙证矣。以初医误投辛温，仅耗伤阴液，并未出现下证，绝无"应下失下"之情，亦无"正虚不能运药"之状，故尔。

体 会

温热之证常有攻里之后，邪复聚于里，或邪还于表之情，此下后正虚，正不抵邪，与未下实证不同。本案几经误治，危势挽回之后善后调理至关紧要，若忽视此端，证必枝生变端，甚或反复。

善后清养肺胃，气阴兼顾，调和营血，扶正补虚，此既寓调养之义，又具积极治疗之理。

64 房劳吐血

易聘海

［案例］《湖南省老中医医案选·易聘海医案》[12]

易某，男，32 岁。性嗜烟酒。初微见干咳，间常吐血一二口，往往不药而血止，持续年余，病日加重。前医所用，不外寒凉降火清热止血之品，病不减，遂来就诊。切脉沉细，舌淡质红，审视患者酒色无度，必因纵欲伤精，酒热耗气，致令肾水枯竭，不能上滋化源，致相火上冲而然，姑以滋阴降火，试图治之。

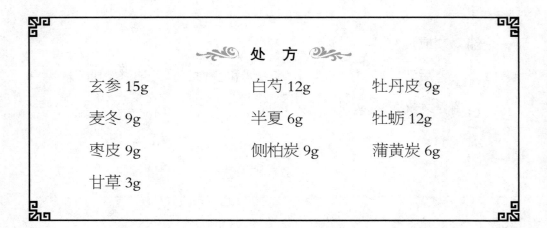

处　方

玄参 15g	白芍 12g	牡丹皮 9g
麦冬 9g	半夏 6g	牡蛎 12g
枣皮 9g	侧柏炭 9g	蒲黄炭 6g
甘草 3g		

嘱严禁房事。续前方合六味地黄汤加减。

处　方

熟地黄 9g	枣皮 9g	淮山药 12g
牡丹皮 6g	玄参 12g	白芍 12g
牡蛎 12g	杜仲 12g	花蕊石 9g

约 60 余剂，健康复常。

〔**辨析评述**〕

咳血经年不愈，微见干咳，脉象沉细，舌质淡红，又嗜酒色，显系阴虚火动，肺络被刑。某医误将虚火当实火，投以寒凉降火清热之品无功，易氏认证的确，治以滋阴降火，合以止血，两月余治愈。

《医学心悟·吐血》云："暴吐血以祛瘀为主，而兼之降火，久吐血以养阴为主，而兼之理脾。"故初以玄参、白芍、麦冬、枣皮养阴为主，辅以丹皮、牡蛎泄火潜降，佐以柏叶、蒲黄炭止血，末合以六味地黄汤，滋益先天而生肾水，水足则火自平，金自清。

体 会

本证为阴亏阳升不潜之候，水亏火炽金伤，绝其生化之源，所谓龙相上越，络中之血随气火上升。生活调摄，须节欲勿劳。

酒色无病宜节，有病宜绝。治程中嘱禁绝房事至关重要。若不能戒酒淡欲、怡情静养，虽有灵丹未莫能痊。节欲则肾水封藏，水足则火不妄动，络血自必宁静矣。

65 热 痹

张 琪

[案例]《老中医医案选·内科》[37]

赵某,男,32岁。

初诊(1972年3月16日):发病1年余。开始两下肢酸沉乏力,腰骶部逐渐牵扯两下肢疼痛。近半年来疼痛加剧,不能走路,但下肢关节无红肿热。尿黄、手心热、舌赤苔薄干、脉象沉滑有力。某医院诊断为"腰骶神经根炎",用中西药治疗无明显效果。中药曾用驱寒剂及虎骨药酒等,不仅无效,反而疼痛加剧。综观脉症,此属血虚内热无以营养筋脉,外为风寒湿邪侵袭,内热外风,形成痹证。宜养血清热以营筋脉,疏风通络以散外邪。拟以大秦艽汤化裁。

处 方

秦艽 15g	羌活 10g	独活 10g
防风 10g	川芎 10g	白芍 15g
黄芩 15g	细辛 5g	生地黄 20g
熟地黄 20g	生石膏 30g	当归 16g
赤芍 15g	茯苓 15g	苍术 15g

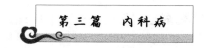

3 剂，水煎，日服 2 次。

二诊（3 月 20 日）：下肢疼痛大减，能下地缓慢行走，但仍牵扯腰骶部作痛，宜前方增减治之。

❧ 处 方 ❧

秦艽 15g　　　　羌活 10g　　　　独活 10g

防风 10g　　　　川芎 10g　　　　黄芩 15g

生地黄 20g　　　熟地黄 20g　　　生石膏 30g

当归 15g　　　　赤芍 15g　　　　苍术 15g

穿山龙 50g　　　雷公藤 50g

服法同前。

三诊（3 月 26 日）：服前方 3 剂，两下肢痛减，腰骶部牵引痛大减，已能走路，但仍微有酸痛。小便微黄。舌苔已退，质转红润，脉沉滑中有缓象。方 4 剂。

四诊（4 月 20 日）：下肢连腰骶部痛已消失，唯走路过多仍觉微有酸痛。嘱继服本方若干剂，以巩固疗效。

〔辨析评述〕

腰骶与双下肢酸沉掣痛年余，痛势剧，不能行走，关节无红肿热象，似属痛痹。然用驱寒剂及虎骨药酒，痛反加剧。细观之，尿黄、手心热、舌赤、苔薄干、脉沉滑有力，血虚内热之象已显，属热痹范畴。《素问·痹论》云："痹，其热者，阳气多，阴气少，病气盛，阳遭阴，故为痹热。"阴气少者，营血虚；阳气多者，里热盛。病气盛者，风湿闭阻经络，故用大秦艽汤化裁。方中四物汤养营血，生地、生石膏、黄芩清里热，秦艽、二活、防风、苍术、穿山龙、雷公藤等祛风湿通经络，加减仅服 10 剂，疼痛消失。

体 会

热痹，关节红肿热痛，痛如火灼刀刺，得温受热则加剧者，临床不难辨识。本案无上述典型表现，但还是有"阳气多，阴气少，病气胜"之见症，只有细心体察，入微辨析，方能洞晓。张氏慧眼明审，药到病除，实良工矣。

惟善后治疗，"继服本方若干剂"似觉不妥，邪去当以养血荣筋，佐以通络为是。

66 痛痹变异

张 菊 人

[案例]《菊人医话·医案选录》（例 38）[1]

王某，年 24，入房后乘凉露宿，内伤肾真，外贪夜爽，周身疼痛，不能转侧，日夜呼号。前医投以独活寄生汤无效。脉象浮紧而涩，沉取无力。按浮为风，紧为寒，涩为精液耗伤，风寒交搏，经络不和，肌肉不仁，乃至痛彻骨髓。此症乃属痛痹变异，殊少见闻，自非另寻途径不可，故以大剂阳和汤救治，于填补精髓中兼通经络。

处 方

大熟地黄 30g   鹿角胶 9g   麻黄 3g

安南桂 3g   干姜 1.5g   白芥子 6g

炙甘草 3g

服上方，得汗痛减。更服 1 剂，痛减过半，已能转侧。3 剂去麻黄，加虎骨 15g，胃口顿开，痛为止，身能动，只腰尚无力。4 剂再去白芥子，加狗脊、杜仲各 12g，连服 3 剂痊愈。

〔辨析评述〕

《素问·痹论》说："寒气胜者为痛痹。"寒为阴邪，其性收引凝滞，使气机凝痹不通，其痛拘急，一肢体剧痛，固定不移。

本案痛彻骨髓、肌肉不仁，属痛痹兼挟痰湿。但得之入房后乘凉露宿，先有内伤肾气，而后复受露寒。其脉浮紧而涩、沉取无力，《金匮》历节病述"紧则为寒，浮则为虚，寒虚相搏，邪在皮肤"，又谓"脉沉而弱，沉即主骨，弱即主筋，沉即为肾，弱即为肝"，脉象所示恰合病机。治当发表补虚并图。

某医投以独活寄生汤。析之：独活、秦艽、防风、细辛、桂枝祛风寒湿，归、芎、地、芍、参、苓、草补气血；寄生、杜仲、牛膝平补肝肾，合为发散风寒湿邪，补益气血，平补肝肾之剂，可谓面面俱到。此治久痹虚证，扶正祛邪可也，治本案之肾精骤亏、寒湿骤侵之痛痹则缓不济急，且八面兼顾，平分兵力，主次不清，故用之无功。

菊人高诊，洞察病情，未泛用治痹成方，而以《外科全生集》治疗阴疽的阳和汤救治：在重用熟地、鹿角胶滋阴补阳，填精补髓的基础之上，伍以肉桂、干姜温阳散寒。白芥子通行皮里膜外而散寒化痰湿。麻黄一味用之最妙，既能发表散寒、宣畅阳气，又合熟地相伍，令滋阴而不腻。甘草和谐诸药。共奏补肾填精、温阳散寒通络之功。投之，2剂病减过半，后加强补肾，渐减祛邪之品，连服7剂而愈。

体　会

(1) 痹之寒者不用疗寒痹之乌头汤，而用疗阴疽之阳和汤，何也？《金匮》乌头汤固然有麻黄发表，乌头驱寒定痛以祛邪，合以芍药、黄芪、甘草补气血，可谓发表补虚之合剂。然而此案之"虚"非气血不足之虚，而是入房后精气外泄，寒湿乘虚入骨所致，故乌头汤用之不切证情。

(2) 治病可以遵循成方，又不可框于成方。以阳和汤为例，王洪绪制方主治阴疽，秦伯未《谦斋医学讲稿》称治顽固性痰饮喘咳，其效胜过小青龙汤，后世更有引治"坐骨神经痛""骨质增生""大骨节病"等，皆有效验，异病同治，以其证候表现相同，全赖临床灵活运用。

67　半身冷痛

张梦侬

[案例]《临证会要》[45]

吴某，男，55岁。1947年秋。原有下肢畏冷，腰腿痛38年。本年夏季患肢体痛加重。经蜀中一老医家，投以桂附重剂 7 剂，服后无不良反应。后遇一晋医，谓服桂附过多，入秋定当吐血。遂改拟白虎汤 7 剂，并教以日食秋梨 0.5kg，可保无虞。患者笃信不疑，按法服药食梨 1 个月，觉神倦体乏，脘闷不欲食，食则呕逆，夜不能寐，辗转不安，便溏不爽。面色浮黄，四肢轻度浮肿，已经半月。诊脉濡缓，舌苔白厚浊腻，印象为寒湿内阻，中阳失运。宜辛温宣利为治。

处　方

苍术 10g	白术 10g	厚朴 10g
陈皮 10g	炙甘草 10g	法半夏 10g
砂仁 10g	丁香 10g	干姜 10g
白茯苓 15g		

水煎 1 日 3 次分服。连服此方 6 剂，诸症悉平，思食神旺。惟下肢畏寒作痛。

处　方

彰明附片 120g	精羊肉 250g

开水 5 磅，熬至 1 磅半，1 日分两次取汁温服（羊肉与附片亦可加调和食之）。本方自立冬之日起至次年惊蛰节止，每日服 1 剂。

嘱按法每日照服，坚持 120 天，以观后效。患者如法每日服药至次年惊蛰节止，毫无不良反应。计共服羊肉 30kg，附片 15kg，30 多年之沉寒痼冷、宿痰全蠲，再不畏冷。1964 年暑假至西安时，曾见此人依然健在。

〔辨析评述〕

(1) 人身上为阳，下为阴。下半身畏冷，腰腿痛近四旬，此乃阴寒内盛之痼疾。蜀医投桂附重剂，服后又无不良反应，实属辨证的确，治法得当。然而，晋医循于俗套教条，臆断服此桂附重剂，至秋必然吐红，无端浪投白虎，且配食梨养阴。原本该患即下元虚惫，经此白虎、食梨误治，中阳亦败，遂呈胃不纳、脾不运，痰湿内生，水邪泛滥之境地。张氏区分标本缓急，先予平陈加味，健运中州，6 剂即标急缓解。继以附片、羊肉驱下焦之沉寒，历 4 个月，痼疾获愈。

(2) 彰明附片，乃附子产于四川省绵州，故广汉地，彰明县者。据《彰明附子记》载文：“彰明领乡二十，惟赤水、廉水、会昌、昌明产附子。”其性大热纯阳，浮而不沉，其用走而不守，取其健悍走下之性，达退阴回阳之功。恰如虞抟所云：“附子禀雄壮之质，有斩关夺将之气，能引补气药行十二经，以追复散失之元阳。引补血药入血分，以滋养不足之真阴；引发散药开腠理，以驱逐在表之风寒；引温暖药达下焦，以祛除在里之冷湿"。精羊肉甘温属火，温中州，益气血，壮阳道，故体虚痼冷，日久年深，仅用此二味坚持常服，可冀根除。服法择于冬季，此借天力，疗疾辟弊，亦属重要。倘于春升秋燥之季用之，未免有枝生弊端。

体 会

久患腰腿作痛，下半身畏冷，有者三伏天气亦需坐垫棉褥，否则寒冷彻骨，略受寒凉则腰腿立时作痛，此多属精气亏损，常受寒湿所形成。治之之法，形不足者，温之以气。精不足者，补之以味。药须甘温，法宜缓图。

68 寒湿型痰注肩臑臂痛

杨作楳

[案例]《临证录·痹证（三）》[46]

某男，40余岁，司机。

1967 年秋末，以右肩、臑酸痛，外旋或上举则痛剧，曾治数月疗效不著。所服药物，多系大、小活络丹，归脾汤，蠲痹汤等加减，以及西药止痛药片等，其中归脾汤加减独多，约有五六十剂。经查询后，发现右肩胛有杏核大小的痰核一枚，顶部凸出皮肤约 1cm 弱，皮色不红也不肿，微有压痛，已 1 年余。肩臑酸困稍感冷痛，臂困手麻，臑部不能高举，只可平肩，向外及后旋肩部掣痛，有碍工作。体胖气粗，大便较稀，舌苔薄白滑腻，无口渴感，脉无热象。证属寒湿痰注肩臑痛，主以温燥寒湿，兼以豁痰通痹而调营卫。方用天仙藤加味。

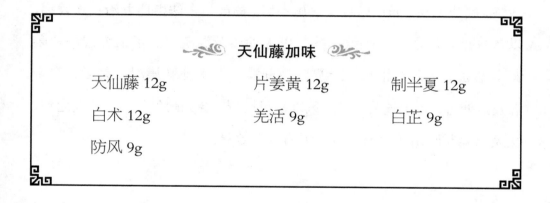

天仙藤加味

天仙藤 12g	片姜黄 12g	制半夏 12g
白术 12g	羌活 9g	白芷 9g
防风 9g		

水煎 2 次，早、晚饭后各温服 1 次（4 剂）。

复诊：痛减酸失，痰核如旧，原方又给 4 剂。

三至七诊：均以原方为主，每给 3 剂，症逐渐失，痰核亦渐软而小，肩臑活动正常。酸痛软麻均失。

〔辨析评述〕

秋末罹患肩臑臂痛，按心脾不足气血亏虚，选投归脾扶正祛邪不应，大小活络、蠲痹亦不效。细察：体胖、便溏、苔腻、口不渴、脉不数，一派脾虚寒湿痰盛之征，尤在右肩胛发现痰核，此脾虚生湿，湿聚成痰，寒痰流滞经络，致气血凝滞，津液稽留，久而怫郁坚结成核，营卫之气被阻难行，正邪相搏作痛不止。痰阻营运，臂困手麻，是谓痰注痹证，非一般风寒湿三气杂至合而为痹也。风寒湿痹以外因淫邪为主致病。痰注痹证则以内伤起病，风邪痰气互相鼓煽，痰饮随风走入经络，故活络、蠲痹无功，非祛风攻痰兼施不可。杨氏仿古法指迷丸治痰注臂痛，以《直指方》之天仙藤散加味，以天仙藤苦温疏气、活血燥湿；片姜黄辛温通散，破结消瘀；半夏降逆开痰；白术补脾燥湿；羌活、白辛温发散寒湿，走上通痹；加防风以祛风胜湿。合为疏气活血、开痰通痹，祛风寒湿邪而调和营卫，故疗本病颇多效验。

体 会

治病求本，是案之本为痰注，痰之生，责之于脾虚。何以归脾汤补益脾气不功？此脾虚生湿，湿化为痰，乃脾虚邪实，治当攻邪为主，不同于脾气纯虚无邪之六君、归脾之证。

臂困手麻一症，脾主四肢，可责之于脾。脾气虚，气血化源不足，肢失营运，谓虚麻。而脾虚痰湿内生，痰阻肢络，清阳不能达四末，营卫不行，是为痰阻之实证作麻。虽皆与脾有关，然虚实有别，补虚、攻邪两端。

69 消 渴

朱卓夫

[案例]《湖南省老中医医案选·朱卓夫医案》[12]

朱某，女，年甫及笄。患消渴引饮，粒米不入口者已达两旬，且恶闻食臭，形容消瘦，终日伏几上，声微气短，脉象沉细而数。前医用生津养阴之品数十剂，不应。延余诊治。余用附子理中汤加味，嘱其大胆服之。

附子理中汤加味

人参 6g	野白术 15g	干姜 9g
附片 18g	炙甘草 9g	天花粉 30g

服 4 剂后，渴减十分之七，略能进食，再用原方增服 3 剂，渴止而食亦复原。消渴引饮之症，竟用姜、附、参、术反奏效甚捷，其理安在？乃因脾不能为胃行其津液，肺不能通调水道所致。斯病斯药，故投之立效也。

〔辨析评述〕

渴引，不食、恶闻食臭、声微气短、脉见沉细，前医作消渴而投养阴生津之品，治之不应。朱氏认为，不食、恶闻食臭为脾胃阳虚，纳运无权。声微气短、脉沉而细，为少阴肾脏真寒，此脾肾阳虚之候，故用附子理中汤加味主之。理中者，理脾阳助脾运，使之为胃行津；附子益水中之火，使之蒸动而上布，所谓地气上为云，天气降为雨，而后甘霖沛遍，生气盈宇矣，何渴之有！

体　会

(1) 脾以升为常，肺以降为顺。脾主运化，升清阳，代胃行津液。脾土虚弱，灌溉失职，不能为胃转输津液上承于口，遂作渴。脾胃之虚，源于少阴肾脏真寒。若少阴真寒著者，寒水不能收制，将为饮一溺二，甚则倾泻不禁。《医学心悟·三消》发挥《伤寒论》经旨云："肾经虚，必频饮热汤以自救，乃同气相求之理，今肾经虚寒，则引水自灌，虚寒不能约制，故小便频数，似此不必与消症同论，宜用理中汤加益智仁去之。"本证以脾肾阳虚为主，少阴肾脏真寒证势尚轻，故表现为脾不为胃行津，津不上承所出现之渴引症，而溺频溲多之症尚未明显，故理中汤中仅加附子，不用益智仁。

(2)《金匮》谓消渴小便反多，饮一溲二，肾气丸主之。《素问·气厥论》云："心移寒于肺，肺消，肺消者饮一溲二，死不治。"皆系消渴属于寒证者。肾气丸治渴，为釜底加薪，则水谷之气上腾。《素问》所言心火衰微，反为水冷金寒之化，所饮之水无气以化，身之津液无气提摄，相并下趋，而成饮一溲二之证。此二者和本案之口渴引饮皆不可能出现大渴引饮，本案"消渴引饮"乃水分之词，《医学心悟》和《医碥》皆言不当以"消渴"名者也。

70 痫 病

刘惠民

[案例]《刘惠民医案》[47]

刘某，女，26岁，1965年5月13日初诊。

自1955年开始，常出现发作性两目发直，眼前发黑，严重时视物不清，但神志清晰。1958年后，发病时伴有肢体抽搐，神志不清，过后则头痛、乏力。曾在北京某医院诊断为"痫病"。服用"医痫无双丸"等药无效。现发作频繁，发作时突然跌倒在地，神志不清，四肢抽搐，每次持续二三分钟，每日发作三四次，生气、感冒或阴雨天则发作尤频，每日10余次。平时烦躁易怒，睡眠不宁，时有恐惧感，大便偏干。

检查：面黄体瘦，精神不振，气短，舌苔黄，脉弦细。

辨证：肝肾虚弱，痰火气郁，阻闭清窍。

治法：清热平肝，调气涤痰，息风镇痉，补肾养心。

处方：拟汤药方、药粉方各一。

🍃 汤药方 🍃

炒酸枣仁 30g	生石决明 24g	当归 15g
何首乌 12g	玉竹 12g	肉苁蓉 12g

钩藤 12g　　　　　陈皮 9g　　　　　木香 9g

僵蚕 9g　　　　　胆南星 6g　　　　枳实 6g

大黄 6g　　　　　芦荟 0.6g

水煎两遍，分两次温服。

药粉方

马宝 15g　　　　　郁金 9g　　　　　僵蚕 9g

胆南星 6g　　　　红豆蔻 6g　　　　牛黄 2.1g

羚羊角 2.1g　　　朱砂 1.5g　　　　蜈蚣 2 条

共研细粉，每服 3 克，每日 2 次。

二诊（5 月 17 日），服药 2 剂，发作时抽搐症状减轻，大便已不干。舌、脉同前。汤药方改芦荟 0.46g，加半夏 9g，继服。

三诊（5 月 21 日）：每日发作次数减少，发作持续时间缩短，大便正常。汤药方去大黄、芦荟，加菟丝子 12g，补肾益肝，龙胆草 4.5g，青礞石 12g，全蝎 12g，蜈蚣 2 条。以清肝镇痉，息风化痰。

四诊（5 月 28 日）：近两天未发病，唯感左胁部不适。舌苔白厚，脉沉细弱。汤药方加白术 15g，厚朴花 9g，理气健脾。另配丸药方，继服。

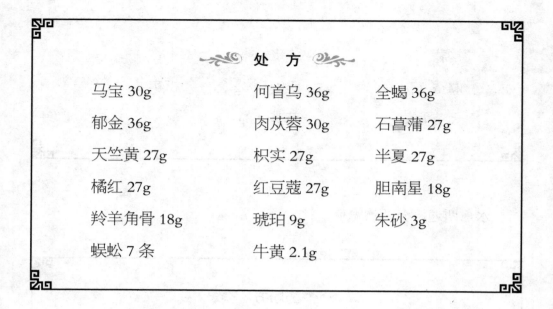

处 方

马宝 30g	何首乌 36g	全蝎 36g
郁金 36g	肉苁蓉 30g	石菖蒲 27g
天竺黄 27g	枳实 27g	半夏 27g
橘红 27g	红豆蔻 27g	胆南星 18g
羚羊角骨 18g	琥珀 9g	朱砂 3g
蜈蚣 7 条	牛黄 2.1g	

共为细粉，另用炒酸枣仁 105g，钩藤 45g，龙胆草 48g，竹茹 48g，水煎，取浓汁与药粉共打小丸。每次服 6g，每日 2 次。

〔辨析评述〕

(1) 痫病与痉病、中风等，临床均有猝然昏倒、不省人事、抽搐等症状，但痫之发多有仆地作声、口吐涎沫，本案仆时无声，醒时亦无涎沫，仅有反复发作不已的病史，每发持续二三分钟，故症状不典型，临床颇难诊断，如能配合脑电图检查，则诊断不难。

(2) 痫发 10 年，久发多由实转虚，非血虚即肾虚，而终多转为肾虚，不可因痰妄用克伐。《古今医案按》曰："《临证指南》痫案仅四条，皆用豁痰清火，苦泄肝胆，辛通心络，以治实证则可；若予生平所见，多系虚证，河车六味丸、人参定志丸、天王补心丹、龟鹿二仙胶，服者疾之发远，势亦渐轻，因不敢浪用克伐药。盖痫与癫狂，虚实不同，癫狂实者八九，痫病虚者八九也。又常见患痫之人，少年多夭折，中年得此病者亦无高寿，其为虚可知矣。"

本案曾屡服"医痫无双丸"等攻痰克伐之药，对脾虚痰生、风痰壅窍者或身胖痰湿之体固所宜，然本案体瘦、发时口无痰涎，且久发频发，肾气大伤，实际系肝肾不足、痰火气郁、阻闭清窍，虚实夹杂证，故单纯补肾或单纯攻痰皆难以获效，必补虚与攻痰并施。用牛黄、羚羊角、龙胆草清心肝火；用石决明、钩藤、僵蚕、全蝎、蜈蚣等平肝潜阳，镇痉息风；用天竺黄、竹茹、胆南星、半夏、石菖蒲、郁金、马宝等清热化痰开窍；用大黄、芦荟、枳实清热涤痰；用酸枣仁、朱砂、琥珀宁心安神定惊；控制发作以治其标，用何首乌、肉苁蓉、菟丝子补养肝肾；用白术、红豆蔻、陈皮健脾，兼顾其本。此外，配用民间验方：①蜜蜂（煨焦研末服）；②羊鼻蛆（焙干研细服），终获痊愈。

体　会

痫多虚证，虽多兼痰，但虚实夹杂者尤多，因此不可纯用攻痰。每见痫病杂投"医痫无双丸""礞石滚痰丸"，不辨虚实，愈攻愈虚，病发有增无减者多矣。痫疾久发，精血亏损，虚弱劳怯，可于补肾方中加用海参肠，补肾益精，养血息风，治发作时小溲失控，多有效验。

㉛ 狂 病

沈绍九

［案例］《沈绍九医话·内科》[24]

沈某，年60余岁，因事抑郁，突然大声疾呼，发狂怒骂，躁扰不宁，多次击毁器物，10夜不寐，数日不大便，喜饮茶及冷水。学生曾某出诊至病家，不能察舌诊脉，仅见双足微肿，为立平肝息风、祛痰开闭之方。药用：郁金、竹茹、茯苓、钩藤、生地、半夏曲、贝母、白芍、刺蒺藜、远志、甘草等，随即来寓详谈诊治情况。余谓："此病应治阳明，当用下法。重阳为狂，重阴为癫，大声疾呼为阳象，根据病人的现症，乃系狂证。如为癫疾，始可用远志、龙齿、铁落之类以镇肝宁心。治疗狂病热重者，古方用调胃承气汤，痰多者用指迷茯苓丸，阴伤者可用生地、玄参。"曾谓："病者足肿。"余谓："阳明壅滞者，足亦肿也。余遇此病。则必下之，下后再观动静如何。"为拟一方：

〰 处 方 〰

生地黄 12g	玄参 12g	橘红 6g
大黄 12g	芒硝 12g	厚朴 9g

枳壳 9g	栀子 12g	竹茹 12g
甘草 3g	法半夏 9g	郁金 9g
薄荷少许		

病者服后，解大便不多，幸已能睡。余谓："再下之。"曾拟用调胃承气汤兼养阴清热药，嘱加犀角 3g。此方服后，病人更安静，亦未大泻，服两剂后去大黄、芒硝，加入通络之品，如桑枝、丝瓜络等，调理月余痉愈。

〔辨析评述〕

本案疾呼、怒骂、躁扰不宁、毁物、不寐、不大便、喜冷饮，一派阳明热实之象。但某医（曾氏）仅据双足微肿，为立平肝息风、祛痰开闭之方，此治癫疾则可，治狂则谬。《素问·宣明五气篇》云："邪入于阳则狂"，张志聪注云："四肢为诸阳之本，阳盛则四肢实，实则能登高也；热盛于身，则弃衣欲走也；阳盛则使人骂詈，不避亲疏也。"《丹溪手镜·狂》亦云："狂，谓少卧不饥而自高贤也，自辨智也。曰重阳者狂……由邪热至极也，宜大下之。"故以调胃承气汤加味主之，兼以养阴清化热痰，一剂大便通，已能眠，二三剂加入犀角，清心营，安静如常，后去硝、黄，加入通络之品，调理月余而痊。

体 会

古多癫狂并称，实则重阳为狂，重阴为癫，妄言妄走者为狂，静而少言、沉默痴呆者为癫。狂病属阳，癫病属阴，由于阴阳可以相互转化，所以两者在病机上既有区别，又有联系，可互为因果而转化。更有忧郁与躁动交替出现者，或木僵与激动交替发作者，此皆属癫狂合症。

病属阳分，必通下以治阳热，此狂之治法；病属阴分，必镇静安神开心窍，此癫之治法。

狂病属阳明热实者，正如《素问•生气通天论》所说："阴不胜其阳，此脉流薄疾，并乃狂"，是邪热并于阳明也，治当通泄阳明腑热，热清实去，则善呼、妄见、妄闻等精神神志症状皆可除，此时清泄之品则不可继投，善后只需养阴清余热，辨证调理就能痊愈。

狂非阳明实热一种证型所能全括，下焦膀胱蓄热、膀胱蓄血等皆可致狂，或似狂，临症须作鉴别。《丹溪手镜》说："热在下焦膀胱，如狂而未至于狂，但卧起不安耳"，此似狂非狂。继云："又狂见蓄血，下焦蓄血亦狂也"，蓄血之狂必有少腹症状，其大便通畅、小便通利，可与阳明腑实、膀胱蓄热作鉴别。

72　肿胀呕吐

袁　焯

［案例］《丛桂草堂医案·卷一》[48]

镇郡陶骏声君令阃，肿胀呕吐，缠延月余。先是胎前足肿，产后肿益甚，咳嗽呕吐，经此间名医治之，迭进舟车丸、五皮饮、栝蒌薤白白酒汤及八珍汤等弗效。且面目肢体悉肿，腹胀如鼓，咳喘不得卧，呕吐痰水，辄盈盆碗，吐后亦能饮食，诊其脉弦滑而有胃气，言语亦甚清晰。初用小半夏汤加干姜、五味子及厚朴半夏甘草人参汤、枳术汤等，无大效。且呕吐大发，其时有人荐他医治之，亦无效。陶君复延余治。

询得其情，则从前延诸名医时，亦时发时止，或吐或不吐，但每觉胸膈闷塞，则知病将复发，必吐出痰水数碗，然后始觉宽畅，近日又觉闷塞异常，呼吸几不能通。今虽吐后，犹嫌闷塞，咳嗽不得卧。余沉思久之，恍然曰：此肺中气管为痰饮闭塞不得通也。气管之所以闭塞者，缘腹胀溺少，胃中及膈膜间均为痰饮充塞之地，膈中痰饮充塞，则溢于肺中气管，肺中气管亦充塞，则满而闷塞不通，呼吸不利，内既充满，则激而上出而为呕吐，以故盈盆盈碗，皆痰涎水沫，痰水既出，则膈膜肺胃等处皆松，故知饥能食。待数日后痰水聚多，又复作矣。是则此病之真谛也。治法以驱痰饮为要，而驱肺中气管之饮为尤要。苦思半晌，为立一方，用三子养亲汤合二陈汤，加麝香 0.15g 合服。以白芥子能横开肺中之饮，麝香香窜，能通气管及膈膜间之闭塞，且能止吐。

明日复诊：述昨药服后，觉药性走窜不已，上窜至咽，下窜至小腹，胸部尤觉窜走，随窜随呕，吐出痰涎甚多，半夜未能安枕，而胸闷觉宽，呼吸便利，呕吐亦止，盖气管之闭塞通矣。遂以原方去麝香，接服 3 剂，而胸次大舒，咳嗽亦减。仍以原方加冬虫夏草、北沙参、生姜、红枣，又 3 剂而浮肿亦消，咳嗽大定。但腹胀如故，坚满不舒。乃停煎剂，每日单服禹余粮丸 2 次，每服 9g，忌盐酱等物。5 日后胀渐消，10 日后胀消及半，而精神疲惫，自觉心内及脏腑空虚，盖饮滞消而气血虚也。令以前丸减半服，并以参、术、归、芍、山药、茯苓等煎剂相间服之。不 10 日而胀全消，病竟愈。闻者莫不叹服，迄今 6 年，病未复发，且已经孕育矣。

〔辨析评述〕

先病子肿，产后肿势有增无减，且增咳嗽呕吐，匝月不已。医以舟车攻水，五皮宣肺，八珍补益，皆罔效。肿势发展为面、目、肢体、全腹，一身悉肿。医又视其咳不能平卧、呕吐痰水，脉弦滑，遂用小半夏汤蠲饮止呕，加姜味平喘，厚朴半夏甘草人参汤燥湿运脾，并宗《金匮》："水饮所作，枳术汤主之"而投枳术丸疏补中土，亦无大效。

　　袁氏诊之，据喘不得卧，呕吐痰水，胸膈闷塞，脉弦滑，断为痰饮壅闭于肺。脉滑为痰壅，双弦为寒饮，治当以温药攻之。此邪实，故用三子养亲消痰理气、径捷治其标，二陈健脾祛湿疗其本，再加麝香开窍闭，则闭塞顿开，痰饮得化，故收呕止饮消之功。闭塞开，因去麝，原方又3剂，喘嗽继减，胸膈大舒。温燥攻消饮邪，犹恐耗伤肺阴，损伤营卫，所以后加冬虫草、北沙参清养肺胃之阴，生姜、大枣调和营卫。在温燥消饮之中，稍佐养阴而不助邪之品，可谓治策高瞻远瞩。肺中伏饮去，则上源通调，浮肿亦消。但腹胀如故，坚满不舒。袁氏独辟蹊径，施《伤寒论》方禹余粮丸益脾安脏气，旬日显功，间以参、术、归、芍气血双补之剂服之，病竟痊愈。

体　会

　　(1) 本案证情纷纭复杂，治宗俗套消水，肿反益增，降逆止呕，呕吐益频。实属痰饮壅塞胸膈肺胃，上源水道不通，发为浮肿，中焦饮邪填塞，胃气上逆，则发呕吐。消水不如消饮；降逆不如治痰；饮邪既急，追促肺气，降气定喘，莫如攻饮开塞。三子养亲、二陈合方，是为攻邪范围内的标本兼顾之法。麝香一味用之最妙，非此香窜灵动，难开浊闭。

　　(2) 饮消，腹胀如鼓，其势不减，投禹余粮丸缓图。此等治法别开生面，读之受到莫大启迪，令人心灵之窗八方洞开。推之其理：寒饮内盛，阳亡神败，湿动木郁，水道不利，滞气梗塞，投用此丸，秘精敛气，心火归根，坎阳续复，则乙木发达，滞开而胀消。

赤石脂之用更具治饮以杜根株之意。《千金翼方》赤石脂散，即用单味赤石脂捣筛为散，云治"痰饮盛，吐水无时节，其源为冷饮过度，遂令痼冷，脾胃气羸，不能消于食饮，食饮入胃，皆变成冷水，反吐不停者"。

73 肿　胀

叶熙春

[案例]《叶熙春医案》[49]

魏某，男，7岁。昌化人。

全身浮肿，日久未消，迩又咳喘之增，胸闷纳呆，渴不欲饮。前医曾用宣肺疏表，肿势未消，两脉沉细，乃脾虚不能制水，水气泛滥，上渍于肺，而致咳喘不已。治以宣肺温脾，以消浊阴。

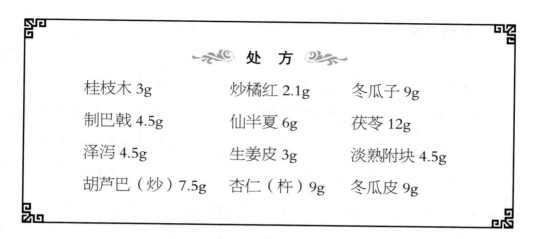

处　方

桂枝木 3g	炒橘红 2.1g	冬瓜子 9g
制巴戟 4.5g	仙半夏 6g	茯苓 12g
泽泻 4.5g	生姜皮 3g	淡熟附块 4.5g
胡芦巴（炒）7.5g	杏仁（杵）9g	冬瓜皮 9g

二诊：前用通阳利水，阴霾渐消，反不口渴，全身浮肿逐渐消退，中脘胀闷亦减。前方既效，再守原法出入。

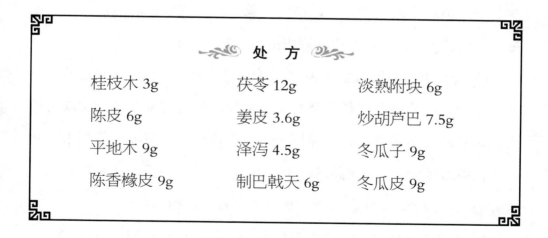

处　方

桂枝木 3g	茯苓 12g	淡熟附块 6g
陈皮 6g	姜皮 3.6g	炒胡芦巴 7.5g
平地木 9g	泽泻 4.5g	冬瓜子 9g
陈香橼皮 9g	制巴戟天 6g	冬瓜皮 9g

此方服 3 剂后，肿退，症状消失。

〔辨析评述〕

(1) 身肿、咳喘似属肺失宣降，水失通调，故以宣肺疏表治之，但投之肿势不减。细审之，其肿缠绵日久，不同于外束表邪、肺气闭郁、水失通调之肿势骤起。其肿发于全身，异于肺失宣降之面部肿势为著。察其病程迁延，水肿日久不消，中脘胀闷，口渴，脉沉细等症，属脾虚阳衰。脾阳困顿，不司鼓动运行，则食后脘胀，脾阳式微，土不制水，水邪泛溢，津不上承，则口渴，水邪上射于肺，则咳喘。此先病水肿，后见咳喘，足证先病于脾，后涉于肺，且无表证兼挟，故前医断为肺失宣降而用宣肺疏表治之，属于误诊误治。

叶氏明确诊断，辨证论治，施以温阳利水，肿势遂消。阳气振，津气布，虽用附桂姜辛之品，口渴反除。脾阳恢复，清阳自立，中原砥定，运健之力渐增，故中脘闷胀症状遂减。

(2) 肺位上焦，肺气宣降失常，则肿起于上，继而影响脾之转输，肾之温化，故肿势亦可蔓延至四肢与全身，但因病位在肺，所以仍以面部肿势较其他部位为著。脾位中焦，运化无权，阳虚不能制水，其肿多在中焦或涉下焦，水肿以腰腹以下为甚，且常呈反复不愈之特点。水肿病位在肺者，多病程短近，病位在脾肾者，则病程久远。

(3) 小儿为稚阳之体，体质多壮实，即或病于水，亦以实证为多见。如非辨证的确，稚阳之体再投附桂，难能决断。

体　会

本证属阴水范畴，为虚证。治疗时虽亦运用利小便（洁净府）之法，但对"开鬼门"、"去菀陈莝"之法则绝对禁用。误用之则虚其虚，肿势非但不减，反会增重。

74 湿热发黄

关 幼 波

[案例]《关幼波临床经验选·阳黄辨证施治体会》[50]

梁某，男，36岁，外院会诊病例。

主诉：身黄，下腹胀，尿赤已3月余。现病史：入院1周前开始发热，食欲不振，恶心厌油，继而身目发黄，西医诊为急性病毒性黄疸型肝炎，住院治疗。入院后经中西医治疗，曾用过青霉素、金霉素、维生素 B_{12}、丙酸睾酮、葡萄糖、可的松等，中药曾服过丹栀逍遥散、茵陈蒿汤等，经治疗3个多月，黄疸仍未消退。全身皮肤及巩膜黄如橘皮色。肝在右胁二横指可及，中等硬度，脾大一横指。肝功能化验：黄疸指数 90 单位，胆红素 18mg，麝浊 18 单位，脑絮（++++）。遂请中医院会诊，当时见症，皮肤瘙痒难忍，小便短赤，排尿有灼热感，大便稀。舌苔白，质正常，脉滑稍数。中医辨证属湿热发黄（偏于中下二焦）。

治法：清热利湿，活血退黄。

处 方

茵陈 90g	瞿麦 12g	萹蓄 12g
石韦 12g	车前子 12g	滑石 15g
泽兰 12g	木通 10g	牡丹皮 10g
泽泻 10g	赤芍 15g	白芍 15g
黄柏 10g	当归 12g	

按上方继服，曾加减使用过茯苓、猪苓、通草、甘草梢、焦白术、知母等。

5 月 17 日第二次会诊，症见右胁痛重，胸满心烦不安，夜间自觉发热，失眠，小便短赤，排尿时尿道灼热涩痒，仍按上方加安神药，并用犀黄丸。

6 月 10 日肝区痛已消失，黄疸已退，化验肝功能全部正常，脾能触及边缘，肝未触及，近期临床痊愈，出院门诊观察。

〔辨析评述〕

(1) 皮肤巩膜黄如橘皮色，是为阳黄。食欲不振，恶心厌油，脉滑数，属湿热蕴蒸中焦，投以茵陈蒿汤，呕恶厌油已不显，但黄疸不退，肝区痛、肝脾肿大属肝郁气滞血瘀，服以丹栀逍遥无功。察小溲短赤，溺时有灼热感，知湿热不单纯在中焦脾胃肝胆，业已波及下焦膀胱，兼瘀热阻滞血络发为黄疸。故投清利中下二焦湿热、活血化瘀之剂，以茵陈、瞿麦、萹蓄、石韦、车前子、滑石、木通、泽泻、黄柏清利下焦湿热，泽兰、牡丹皮清瘀热，赤白芍、当归活血化瘀。此方加减化裁，2个月内黄退、肝功恢复正常。

(2) 本案前后辨证皆按阳黄论治。前用茵陈蒿汤偏治脾胃（中焦）湿热，后改清利膀胱（下焦）湿热。两者差异，在利小便。改法根据是：身热已退，呕恶不显，惟尿短赤、溺时灼热涩痒为著。《临证指南医案》云："上盛者，一身尽热，下郁者，小便为难"，所以利尿退黄已成为治疗上的关键。

黄疸之转归同小便通利与否关系密切，《伤寒论》阳明病篇早有阐发，如云"小便自利者，不能发黄""小便不利者，必发黄"。后世医家更肯定：治疗湿热发黄，不利小便非莫治也。结合本案治疗实践，加重了利尿，黄疸迅即消退。足证黄疸辨证，辨明湿热部位所在，关乎疗效矣。

体　会

阳黄之湿热在上焦，一身尽热；在中焦，呕恶厌油；在下焦，小便必难。临证需辨明湿热部位所在，不可一概茵陈蒿汤主之。

75　肝　气

黄 文 东

[案例]《黄文东医案》[51]

张某，女，20 岁，教师。

初诊：1965 年 10 月 29 日。

目前胸胀闷不舒，大便 2 日未行。前医曾予理气消滞之剂加更衣丸 3 钱（9g）吞服，连进 2 剂后，两天来大便日行数次，腹痛，平时左胸胁部抽痛，有时作咳有痰，夜寐尚安，纳谷减少，口淡无味。舌苔薄黄，脉象濡滑。肝胃不和，又因通利过峻，胃气受伤。治拟和中调气之法。

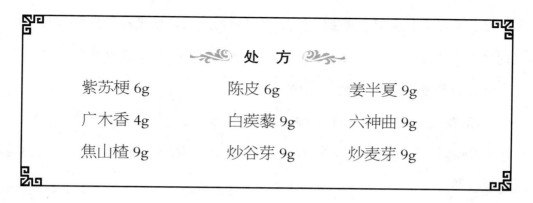

处　方

紫苏梗 6g	陈皮 6g	姜半夏 9g
广木香 4g	白蒺藜 9g	六神曲 9g
焦山楂 9g	炒谷芽 9g	炒麦芽 9g

服前方后，各症均减，大便正常，胃纳亦佳，遂停药。

〔辨析评述〕

(1) 本案主症为胁痛，伴见大便 2 日未行。此气滞、气逆所致。肝主疏泄，性喜条达，郁怒伤肝，肝气横逆则胸胁膜胀；胸胁为肝之分野，肝左升右降，有升无降，肝气上逆，则"左胸胁部抽痛"；肝气犯脾则"胸脘胀闷不舒"；至于"有时作咳"，为肺失宣降表现。气机郁滞，不能宣达，升降失调，大肠传导功能紊乱，使糟粕内停，发生大便秘结；肺失宣降，肺与大肠相表里，肺失宣降则大肠气滞，传导失司，亦可发生便秘。此为"气秘"。《金匮翼》说："气秘者，气内滞而物不行也"，即属气有余、气上逆而不降之证。伴见纳谷减少，口淡无味，脉象濡滑，此属木郁克土，肝胃不和，中焦有停滞之象。前医予"理气消滞之剂"尚属不误，但投大剂苦寒润下之更衣丸则无道理。更衣丸中芦荟为大苦大寒润下之品，本证虽有舌苔薄黄之热象，但苔黄而不厚、不燥，脉象滑而不劲，绝无阳明腑实之象，更无津枯肠燥证候，且更衣丸常用量为 3～6g，此投 9g，已属大剂峻下，遂使胃气受伤，大便日行数次，腹中攻痛，纳少口淡无味。

(2)黄氏分析精辟，辨证准确，施苏梗、木香、白蒺藜疏肝理气，陈皮、半夏降肺胃之气，神曲、山楂、谷麦芽和胃化滞。方证契合，救治得法。

体 会

本例若于理气行滞之中少佐杏仁、瓜蒌仁之类足可；或者用更衣丸 3g 亦无不可。误治之处在于滥施大剂苦寒通下。误治之由在于对临床症状间的病机联系认识不够，对"气滞便秘"的病机认识不确。

本案以肝气横逆为主证，气滞便秘为兼证，治疗重点应侧重于疏肝理气；倘若气滞便秘为主证，势急时治当顺气行滞，降气通秘。本案大便仅 2 日未行，便秘症不重，势不急，显非主证。前医将兼证误为主证，标本缓急不辨，岂能不误。

76 疝 气

李斯炽

[案例]《李斯炽医案》[52]

　　朱某，男，38 岁，1961 年 5 月 4 日初诊。于 2 月发觉睾丸肿痛。由于当时患水肿，迄未处理，及至肿病治愈，睾丸肿痛日增。经西医检查，诊断为睾丸鞘膜炎。诊得脉象沉弦，舌润无苔。此属中医的疝气，过去虽曾服疏肝利湿药多剂，始终未见好转，且病人宿有哮喘，不耐劳累，加之水肿病久，肾气虚惫可知。由于肾虚，阴湿得以下聚。古法治疝虽多从肝，此则当助命门以散积液，拟济生肾气丸加味治之。

济生肾气丸加味

党参 9g	熟地黄 9g	山药 9g
牡丹皮 9g	泽泻 9g	枣皮 9g
茯苓 9g	车前仁 9g	牛膝 9g
附片（先煎）15g	肉桂（后下）3g	五味子 3g

5月16日二诊，服上方4剂后，自觉睾丸肿已见缩小，不像从前那样胀痛，脉象平和，舌润无苔，大便稍觉干燥，亦肾气不足之征。因天气渐热，改用丸剂常服，以期后效。按上方加菟丝子、肉苁蓉、巴戟天、枸杞、补骨脂、胡芦巴、牡蛎作蜜丸，早、晚服用。

7月因他病来诊，据述服前方后，睾丸已恢复原状。其夹杂症状亦完全消失。嘱其加意调摄，以免复发。

〔辨析评述〕

(1)"疝"是指少腹痛引睾丸，或睾丸肿痛的一种病症。《医学心悟》说"经云任脉为病"，称"阴囊肿大如斗如升"者为"癫疝"，认为"疝之根起于各脏，而归并总在厥阴，以肝主筋，又主痛也"，并制橘核丸通治七疝，癫疝加赤白茯苓、陈皮各3g煎汤送下。于是后世治疝必宗肝寻。

(2)本例病人宿患水肿，喘不耐劳，舌润无苔，皆为肾阳不足之征。肾阳不足，水湿泛滥，溢于肌肤为水肿，下聚睾丸为肿痛，肾气虚惫，气不摄纳，动则气喘。可某医拘于治疝多从肝之法，迭投疏肝利湿药多剂，始终未效。李氏不守陈规，从临床四诊调查所获资料辨证分析出发，断为肾阳不充，阴湿下聚，投以寄生肾气丸加味，强肾利水而获显效。

(3)大便稍觉干燥，亦肾阳虚，阳不布津之象，加以肉苁蓉最合，补命门火、润泽大肠，实属一箭双雕。

体　会

古人经验诚可贵，今人实践价更高。治疝从肝，可谓常法，本案治则从肾，可谓独到见识。治病不可墨守成规，必从实际辨证分析出发，有是证，用是方，处是药。

"疝"之辨证，以余之短见：以"痛"为主者，多为寒滞肝脉；以"胀"痛为主者，多属肝经之湿（或寒湿、湿热）；以"睾丸肿大为主"兼痛者，多系肾虚水邪泛滥所致。前二者治当宗肝，后者治当宗肾。

77　筋　痿

赵明锐

［案例］《经方发挥·芍药甘草汤》[53]

张某，男，55岁，农民。自觉上下肢无力1年余，每行至1km以外的路程即感到两腿酸软无力不任使用，需坐下来休息数十分钟以后才能行走，两上肢也不能举重物。患病以来曾服过不少滋补药品，如虎潜丸、健步丸之类，毫无效验，且病情日见加重。

患者四肢软弱无力，脉弦而数，但还可走近路，荷轻物，其他方面均属正常。给服芍药甘草汤原方，前后共 20 余剂，上下肢再不感到酸软无力，恢复了正常。

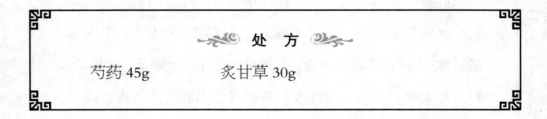

处　方

芍药 45g　　　　　炙甘草 30g

....
〔**辨析评述**〕

人身之筋脉强壮有力，刚柔相得，运用伸屈灵活自如，需赖阳气之温煦，阴血之濡养。若气血一旦失调，筋脉失其温养，或因邪伤阴液，致筋脉失养，既可导致筋脉枯槁而发生挛急之证，亦可导致筋缓而松弛无力，不任使用。治则以和血养阴、濡养筋脉为主。芍药甘草汤既可治因伤阳而致的筋挛，又可治疗因伤阴而致的筋缓，对因肝阴不足，肝血亏损引致的筋痿轻证，表现为行走无大障碍，仅走远路及爬坡、上楼时感到下肢酸软无力，上肢不能举重物等，以之适当加减，颇有效验。若病情重，站立不稳，行走困难，步履不能自持者，单用本方治疗则难能胜任。

本案前曾用虎潜丸（《丹溪心法》）不效者，以虎潜治阴虚火旺之下痿，方中知母、黄柏苦寒坚阴平相火，熟地滋阴，龟甲潜阳，白芍补血，加锁阳、干姜取其阳生阴长，配以虎骨强壮筋骨，对阴虚火旺之下痿证甚合。但本案证无潮热盗汗、足膝痛热、舌红少苔、尺脉数而无力等阴虚火炎之象，用之药过苦寒，反可化燥伤阴耗血，故服之毫无效验，且病情日渐加重。

体　会

《伤寒论》芍药甘草汤主治筋脉挛急，属于营阴不足之证者。本案用于治疗筋脉弛缓之筋痿证，从治疗病证言，扩大了应用范围，而且"挛急"与"弛缓"恰属相反证情，一方主治，可谓发明。但从病机、证候言，皆属肝之阴血不足，实属异病同治，并无新意。

78 血分水肿

邹云翔

［案例］《邹云翔医案选》[54]

唐某，女，20 岁。

一身悉肿半年，同时经闭，用疏风宣肺，通阳利水等法少效，面部浮肿得减，而腰腹以下高度浮肿，腹部有移动性浊音，下肢按之没指。形体消瘦，面色暗黄，脉象细弱。尿蛋白（+++）。此属血化为水，治当活血化瘀。

处 方

生黄芪 9g	桂枝尖 4.5g	赤芍药 9g
西当归 9g	燀桃仁 9g	杜红花 4.5g
川芎 4.5g	马鞭草 15g	路路通 9g
福泽泻 9g	泽兰草 15g	

上方服 1 月，腹水及下肢浮肿逐渐消退，面色转红润，但月经尚未来潮。尿检：蛋白（++），红细胞（+），颗粒管型（+）。以原方加大黄䗪虫丸 9g，1 日分 2 次吞服。1 周后，月经来潮，色紫量多，夹有血块，经来之后，水肿迅速消退。尿检结果好转：蛋白（+），红细胞、管型（−）。治法转从气血双调，培补正气。后来信云，尿蛋白已消失，完全恢复健康。

〔辨析评述〕

(1) 女性水肿一般须分辨与月经的关系，临床所见不外四种情形：

①水肿与月经无关系；②每至经期，水肿病势加重，经后肿势渐退；③先水肿，后出现经闭，④经闭后出现水肿。以上四种情形，水肿与月经无关者，按男性水肿辨证论治。经期水肿势重者，多为阳虚之体，寒水凝滞经脉，气血运行不畅，故每于经期出现眼睑或下肢浮肿，经后气血渐复，肿势亦逐渐消退；水肿后出现月经闭止者，为水气上逆于肺，心气不得下通之故，《金匮》称"水分"，并指出"去水，其经自下"；经闭后发生水肿者，《金匮》中称"血分"，曰："寸口脉沉而迟，沉则为水，迟则为寒，寒水相搏，趺阳脉伏，水谷不化，脾气衰则鹜溏，肾气衰则身肿。少阳脉卑，少阴脉细，男子则小便不利，女子则经水不通；经为血，血不利则为水，名曰血分"，多因脾肾阳衰，三焦决渎功能失常，加之血寒而凝，经脉闭止，故较单纯阳衰水肿或单纯血瘀气滞水肿均为难治。

(2) 本案既云"血分水肿"，必是先经闭，后水肿。治当温经通阳利水之中，重用行气化瘀之品。但初治之时，医者框于"腰以上肿责之于肺"，用疏风宣肺，"腰以下肿责之于肾"，而用通阳利水等俗套，忽视了水肿与经闭的病机分析，造成误诊、误治，虽亦收到面部浮肿得减的小效，但"腰腹以下高度浮肿"，并出现了腹水。虽亦运用了"通阳利水法"，但因瘀血为主要病机，单纯通阳无济于事，故病情不得控制。后断为"血分水肿"，以桂枝通阳，黄芪、当归益气和血，桃、红、赤芍化瘀，路路通通络，川芎行血分气滞，泽兰去血分瘀热，泽泻、马鞭草泻肾浊引水下行，则通经利水之力尤增，故用于先经断、后水肿之所谓"血分水肿病"，1 个月肿势大消，加大黄䗪虫丸又服 1 周，月经亦复来潮，后又调补气血，终获痊愈。

(3) 此例"血分水肿"病案记述过简，以获效之方药来测症，可以推断，绝非单纯阳衰加血瘀，定有瘀久化热之瘀热现象，故引水下行选用性味略偏苦寒的马鞭草，并加泻肾中浊热之泽泻和泻血分瘀热之泽兰草，此又为法中之法。

体 会

先经闭，后水肿，为"血分"；先水肿，后经闭，曰："水分"。经闭发生在水肿前与后，是诊断"血分""水分"的重要依据之一。此外，对于"面色暗黄""脉象细弱""月经色紫，夹有血块"等瘀血证据，临证更应注意搜集，辅助判断。

瘀久多生瘀热，通阳不可过用温药，化瘀兼去瘀热，泽兰、丹皮之属用之最妙。

79 气臌胀

刘梓衡

[案例]《临床经验回忆录·肿胀病》[55]

陈某，女，60岁，住彭县正东街。

患气臌年余，久医无效。1957年10月来我处就诊，察其面、脚、四肢，均无肿胀迹象，惟腹大胀气。据她说，矢气后，便觉轻松。舌苔薄白，脉浮细而数，初用逍遥散加香附、木香、郁金、槟榔之类，似感稍减，但未见显著效果。知其系城镇居民，无力在成都久住，遂采用蛤蟆散法，亲为炮制。嘱其带回家后，用陈皮、木香、莱菔各10g，熬水吞服蛤蟆散，每服10g，每天早、午、晚饭前空心服。

初用此法，尚无把握，见她臌胀其急，攻之不可，又不能补，聊为试用，不存多大希望。殊至1958年春节，这位陈老太婆竟精神爽健，衣冠楚楚前来我家。据她说："吃药面子后，放屁放得特多，有时甚至睡着也放屁，把自己惊醒了。"连连称赞："老师做的药真是仙丹，10多天臌胀就消完了。"

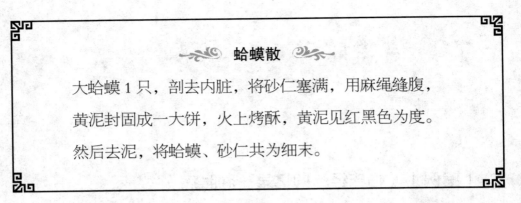

蛤蟆散

大蛤蟆 1 只，剖去内脏，将砂仁塞满，用麻绳缝腹，

黄泥封固成一大饼，火上烤酥，黄泥见红黑色为度。

然后去泥，将蛤蟆、砂仁共为细末。

后以此法治气臌，或血臌兼气臌，均有效。但蛤蟆必须愈大愈好，效果始佳。

[辨析评述]

(1) 老妪腹大气胀，得矢气即宽，旋即气胀，逾年不已，面、腿、四肢不肿不胀，惟腹大胀气，此属气臌。舌苔薄白，脉浮细而数，似属虚证，用逍遥散加味疏郁补脾，疏补互施。疏郁则胀未必能减，补中反助其邪。值此胀急标实之证，应以疏为主。《类证治裁·肿胀》引徐灵胎曰："胀满症，即使正虚，终属邪实，古人慎用补法。"故以陈皮、木香、莱菔煎水送服蛤蟆散，疏郁消臌为主。4 个月后臌消体健。

(2) 蛤蟆散一方，来源于林屋山人《验方新编》。《绛囊撮要》载此方加陈皮，又称蟾砂散，专治气臌。

蛤蟆实即蟾蜍，俗名癞蛤蟆，其性辛凉有毒，入阳明经。破结、行水，水臌、气臌用之皆宜。臌胀大症，非此灵动之品难能消撼，功效卓著，简言难述。其得砂仁、陈皮、木香、莱菔之助，行气消臌之力尤增，故投之能验。

体　会

《类证治裁》云："肿在外属水，胀在内属气。"气有气虚、气实、气之虚中挟实之分。

病成单臌，终非吉兆，气有痞塞，难于纯补。

治气者，寓于治水，气行则水行。气臌者，以气胀为主，又绝非无水。此方治气之中寓于治水，故云气臌、血臌、水臌用之咸宜。

《医门法律》云："凡治胀病，而用耗气、散气、泻肺、泻膀胱诸药者，杀人之事也。"盖治病用药贵得其宜，病有气结而不散者当散其结，不可拘于成规定法。

80 血臌胀

刘梓衡

[案例]《临床经验回忆录·肿胀病》[55]

费某，女，31岁，天全县铜头乡农民。她因惊忧成疾，初则月经停闭，继则腹泻数月，至1952年端午后，小腹渐胀，逐步变硬。当地中西医诊治逾年，通经、破血、止泻、消胀，一一用尽，终属无效。1953年两次到成都，去某医院就诊，时已腹胀如鼓，最后确诊为"腹中瘤子，大约十二磅"，又不愿手术切除，仍抬回家中。

1953年，我在天全作客，治好铜头乡李某的中风危症，因而各处求医者很多。经李介绍，于1954年3月初往诊，察其脉浮数而涩，舌赤黄而燥。虽仍能勉强行动，但蹒跚摇摆，极为困难。自觉前后阴部位不适，但欲大小便就感堵塞，因而便溺困难，愈增臌胀，群医束手。我采用先补后攻法，首用真武汤，加木通、防己、椒目。3剂后，大便成条，小便颇通，腹胀稍缓，明知其为血臌，徒恃真武汤，不能究其功。欲施攻伐，又恐久病不胜。不得已，采用六君子丸法，加川芎、防己、干姜。陈米、荷叶煎汤为丸，命其照服1料。我回成都半个月，然后返回天全时，费某迎候桥头，跌膝而坐，口口声声痛骂："刘老师，你害得我好苦呀！你开的那个薄荷丸药，吃得我胀闭不堪，呃又呃不出，屁又放不出，屙又屙不出，饭也吃不下，整得我好不恼火啊！"言罢，捶胸顿足，泪如雨下。我想六君子丸原系治气虚有痰，脾虚臌胀，何致害人如此严重？但对她提到薄荷丸药，深感奇怪。遂到其家，见大盂盆内所盛药料，米饭相和，以鼻嗅之，薄荷气即冲头脑，稍取尝试，气味冲喉，不敢下咽。立即指出："这是药铺把我开的药弄错了！"费某又诉说服下此药后，出现种种怪异莫名的症状，此时真弄得我啼笑皆非。次日，正值芦山下桥赶集，我便到黄家药店，询及为何薄荷味那样重？黄治安老医生回答："因你的处方上用荷叶两张，我想这个季节不是产荷叶的时候，你是成都来的好医生，是不是有意考我，我就估计两张荷叶的分量，改为薄荷半斤。"不禁为之哑然失笑："黄老师，你真会辩，但是搞得我哑子吃黄连，有苦说不出啊！"

当天，即仍为处真武汤，加防己、木通、椒目，3剂服后，又缓和下来。反复钻研，认为这是危急关头，非用攻伐之剂不可。祖国医学古典文献中记载血臌胀的特点是"初觉小腹胀硬，继则胀至胸腹，惟四肢手足，毫无肿胀之意"。费某症状，恰属此类型，结合某医院确诊为瘤子，更为明确。

处　方

当归 62g	桃仁（去皮尖，打碎）40 粒	
红花 10g	枳壳 10g	白芍 20g
牛膝 10g	雷丸 10g	川芎 10g
香附 15g	水蛭（石灰焙酥为末）10g	
郁金 15g	槟榔 10g	

此时正是 1954 年 4 月初旬，水蛭极不易得。费某家人跑遍了沟边田角，找来了水蛭 130 余条。我亲自用石灰焙酥为末，重约 10g，以白绸包裹，入药久熬，忙了一天一夜。把连熬 3 次的药汁，混合再熬，浓缩到 750ml，装了一酒瓶子，于清晨 7 时半，提了半瓶药同李某同志到费氏妇家，命其取一小酒杯，倒了满杯，嘱她喝了。中午，病人无任何感觉，又服了半碗。黄昏，只觉腹中辘辘作响，又服了一碗。翌晨，她说天明大便，只带了些黑血，已觉肚皮轻快，遂将剩下大半瓶药留下，嘱其服用。

第三天早晨 7 时许，忽闻院坝里人声鼎沸，同室费树清老汉高喊："刘老师快点起来啊！你把臌胀病人医好了，人家来拜谢老师啊！"我刚披衣起床，费某即撞门而入，深深拜谢说："刘老师，感谢你救了我的命！"立即掀衣袒腹让大家看，并说："你们看，该是消下去了哇！不是大肚子了呀！"这时，远近的男女老少，争来观看，均赞为稀奇。

〔辨析评述〕

(1) 中年乡间妇女，惊扰气郁而血结月事不行，木气乘机横逆侮土，脾日以弱，遂生腹泻。肝气强盛，血行迟缓，气横无依，胃气不降，脾气不运，气道窒塞，欲升不升，欲降不降，腹部日胀而大，四肢反为消瘦，臌证成矣。正如郭柏良在《肿胀专辑》中著文所云："妇女如经前经后骤然恼怒，以致肝气逆行，经阻而瘀不通，腹坚而按之如孕，少腹胀满，带涔涔下，此血积成臌。体弱之妇遇此则攻补难施矣。"故此，屡经破血、止泻、消胀，终属无效。

刘氏视其大小便堵塞、便溺困难，愈增臌胀，权宜之计，暂投真武加木通、防己、椒目，药进 3 剂，虽得二便稍通，胀势暂缓，但终非治血臌之良策。无奈而采取先补后伐之策，遂宗陈念祖《时方妙用》血臌治法，投以六君子汤料加川芎、防己、干姜，陈米、荷叶煎汤为丸，所谓"执中央以运四旁之法"也。不料，配方中荷叶误易为薄荷，服后变生种种怪异症状，愚之管见，即使无荷叶与薄荷之误易，亦难免此变。当此邪实误作虚补之顷，胀闭不堪，呃不出，矢不出，屙不出，饭不入，刘氏仍返当初小效之法，施之又 3 剂，胀势稍缓，但根株未除。终悟及血臌非破瘀为先不可，则投以陈士铎《石室秘录》的消瘀荡秽汤合以舒气宽腹之川芎、香附、郁金、槟榔为方，一剂血下腹宽胀消。善后调摄法宗陈士铎之衷训："服此方一剂之后，切勿再与二剂。当改用四物汤调理，于补血内加白术、茯苓、人参补气而利水，自然痊愈，否则血臌虽痊，恐成干枯之证。"惜患者未能遵嘱，仅服 2 剂，且又不忌厚味，愈后不久又复发。

(2) 治血臌之消瘀荡秽汤中，水蛭一味，刘氏经验用活水蛭，亲为石灰瓦焙、绢包入煎，炮炙、煎服方法，十分紧要。若用陈放多年，或经药店硫黄烟熏者，效果不佳。

体 会

本证初起之时，何以知其是臌与血臌呢？清代名医陈念祖、钱镜湖皆言"辨之于面""验之于腹"。《辨证奇闻》云："凡面色淡黄之中，而有红点与红纹者是也，更验之于腹焉"。《时方妙用》并说："血臌症，医书俱云是妇人之病，唯俞嘉言谓男子恒有之，面色萎黄，有蟹爪纹路，脉虽虚极，而步履如故，多怒善忘，口燥便秘，胸紧胁胀腹疼，迨胀之既成，腹大如箕，遂不可救。东南最多，所以然者，东海擅鱼盐之饶，鱼者甘美之味，多食令人热中，盐者咸苦之味，其性偏于走血，血为阴象，初与热合，不觉其病，日久月增，中焦冲和之气，亦渐为热矣，气热则结，而血不流矣。于是气居血中，血裹气外，一似妇人受孕者然，至弥月时，腹如抱瓮矣。推而言之，凡五方之膏粱厚味椒姜桂糈成热中者，皆其类也。"验之本案，其愈后复发的缘由，与不忌厚味甚至大吃肥膘腊肉不无关系。足见善后调摄亦属重要。

81 石 淋

黄一峰

[案例]《黄一峰医案医话集》[56]

吴某，男性，40岁。据述经某医院造影摄片，确诊为右肾结石，嘱其手术治疗。因工作羁身不果。故前来我院诊治。考其病情，血尿已久，腰下部酸痛，神疲乏力。先拟理气化湿、清热通淋为治。

处 方

川萆薢 15g　　　小蓟草 30g　　　荠菜花 30g

车前草 30g　　　萹蓄 15g　　　　瞿麦 15g

冬葵子 20g　　　海金沙（包）15g　川牛膝 20g

滑石 15g　　　　虎杖 15g　　　　金钱草 30g

细木通 2g

5剂。服完继服5剂。另方如下。

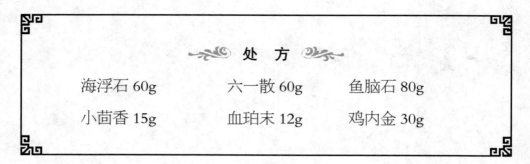

处 方

海浮石 60g	六一散 60g	鱼脑石 80g
小茴香 15g	血珀末 12g	鸡内金 30g

共研细末，早晚各服 6g。

二诊：药后血尿减少，腰酸痛亦减，小便浑浊。再以清热化湿排石。

处 方

川萆薢 15g	小蓟 30g	石韦 30g
萹蓄 15g	瞿麦 15g	土茯苓 15g
冬葵子 15g	川牛膝 15g	海金沙（包）15g
细木通 0.5g	滑石 15g	车前草 30g
金钱草 30g		

5 剂。服完上药继服 5 剂。另方如下。

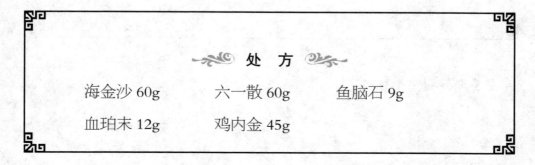

处 方

海金沙 60g	六一散 60g	鱼脑石 9g
血珀末 12g	鸡内金 45g	

共研细末，早、晚各服 6g。

服煎药 10 剂及末剂 1 料后，精神转佳，小溲畅通，腰部已不痛。以后一度又复腰痛，故在末药方中加入小茴香 15g。服此药末及再服 10 剂汤药后，小溲通利，腰痛亦释，化验小便常规正常。迄今已 8 年，肾结石从未复发，一直坚持工作。

〔辨析评述〕

本例为右肾结石，《金匮要略》云："淋之为病，小便如粟状，小腹弦急，痛引脐中。"并认为是由于"热在下焦"所致。由于湿热蕴结下焦，膀胱气化失司，尿液被湿热煎熬，结成砂石，湿热迫伤阳络，血渗膀胱，又成血淋。故方取八正散加味，以清热泻火、利水通淋。并以海金沙、六一散、鱼脑石、血珀、鸡内金、小茴香等组成排石通淋之散（末）剂常服。一度曾去茴香而腰痛复作，继进后腰痛又释，可见于一派清热通淋之剂中加入一味茴香温肾散寒，确具反佐之意，故腰痛得以顿瘥。

体　会

热者寒之，千古治法定论。下焦湿热固当清热，清热必以苦寒，但组方切忌一派纯寒，纯寒必凝。本案用八正散加味汤剂纯寒清热通淋，又于排石散剂中加小茴香一味，即使全方寒而不凝，寓意较深。诸如萆薢分清饮中用乌药，皆属此例。

热证纯用苦寒虽不能算上误治，但组方上缺乏阴阳配合，亦属憾事，其关乎疗效亦不浅矣。

82 阴囊萎缩

颜德馨

［案例］《上海老中医经验选编·颜德馨医话》[9]

徐某，男，26岁。患者未婚，平时身体健康，近半年来由于工作紧张或劳累后发现阴囊萎缩，以后觉不复出，并伴有心慌、面赤、多梦、头痛、口干等症。经各处治疗，服兴阳补肾之味不效，乃转至我院治疗。经泌尿科及神经科检查无异常，最后至中医科诊治。

患者阴囊萎缩半载，脉细涩，舌质紫。此乃王清任所称："气血凝滞，脑气与脏气不接"所致。故证兼多梦、头痛、口干不欲饮、心慌、面赤红。拟方如下。

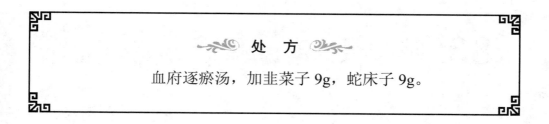

处　方

血府逐瘀汤，加韭菜子 9g，蛇床子 9g。

服药 14 剂后，病有起色，再服 14 剂，症状消失。

〔辨析评述〕

阴囊为肝之筋脉所布。阴抽囊缩，多见之于寒滞肝脉，病在足厥阴。肝寒，当脉见弦紧，甚或有迟象。此案但见脉细涩、舌质紫，又兼见口干但欲漱水不欲咽，知为血瘀，故用血府逐瘀汤加韭子、蛇床温阳散寒增化瘀之功。

体　会

本证阴囊萎缩，须与囊缩相鉴别，一属痿证，一属寒证。前者为血瘀致阴囊筋脉失荣而致萎，后者为寒性收引而致囊缩。前者无寒象，后者有明显寒象。

阴囊萎缩，证无寒象，何以加蛇床、韭子温阳。此一在引药达病所，二在血得阳则布而行、长而生。

前医曾迭投兴阳补肾之味不效，足以旁证此案非肝肾虚寒之囊缩，而是瘀阻肝脉之囊痿证。

83 阳 痿

言庚孚

[案例]《言庚孚医疗经验集》[57]

江某，男，30岁，干部。

初诊日期：1974年1月2日。

婚后两年，未能有子，甚为苦闷。同房之时，阴器不用，胁肋胀痛，腰膝酸软，心悸不寐，形寒肢冷，纳谷不馨，便溏、溲黄，辗转求医，屡投补肾壮阳之剂，未见效验。

诊其脉弦细，舌苔薄白，夫妻失和，忧郁伤肝，肝气郁滞，足厥阴之筋病，是以阴器不用，阳痿成矣。治当疏理肝气，以兴阳事，方拟逍遥散加减。

逍遥散加减

正柴胡 10g	杭白芍 12g	全当归 10g
云茯苓 12g	炒白术 10g	苏薄荷 5g
金铃子 10g	小茴香 3g	炙甘草 6g

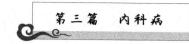

1978 年 11 月追访，上方 4 剂，阳痿霍然而愈，药后 1 年，得一男孩。

〔辨析评述〕

忧郁苦闷，肝气郁结，横逆则胁肋胀痛，克犯脾土则纳呆便溏。足厥阴之脉环绕阴器，若肝气横逆，则气血不输于下，遂致宗筋弛缓，发生阳痿。治以疏肝理气，调畅气血，故以逍遥散加减主之。

《锦囊秘录》云："少年人阳痿，有因于失志者，但宜舒郁，不宜补阳。"又云："苟志意不遂，则阳气不舒，阳气者即真火也，譬诸极盛之火。置之密器之中，闭闷其气，使不得发越，则火立死而寒矣，此非真火衰也，乃闷郁之故也。宣其抑郁，通其志意，则阳气立舒，而其痿自起矣。"逍遥散加金铃、小茴，舒郁结、调气血、通阳气，故能疗治忧郁伤肝之阳痿。此非如老年阳衰，例进温热之比，故屡投补肾壮阳之剂不见效验。

体　会

肝郁极易化火，舒郁不可遣用温燥，多配用白芍、当归柔养肝血之品。若肝郁已经化热，需舒肝解郁时，可用青橘叶、川楝子等品；如肝郁气滞成瘀，又当兼以化瘀。当肝疏、郁解，当调养肾督，酌加兴阳之品，常用枸杞子、紫梢花等。

84 不排精

颜德馨

〔案例〕《上海老中医经验选编·颜德馨医话》[9]

李某，男，40 岁。患者结婚 11 年来，同房不排精液，曾就医多处，经服参茸无数，西药如睾丸素、促性腺激素亦为数极多，药石杂投无效。

患者壮年体健，寡言寡欲，脉沉涩，舌紫、苔薄，精子形态数值等均正常。肝郁者则性情每多易怒或沉默，气机不畅，气结血瘀，影响性功能。因此，用血府逐瘀汤"疏其气血，令其调达，而致和平。"处以血府逐瘀汤加紫石英、蛇床子、韭菜子。

服 7 剂后有好转，续服至 30 剂后即愈，第二年得一男孩。

〔辨析评述〕

沉默寡欢多属肝郁，其脉涩、舌质紫，系气滞而成血瘀。肝主宗筋，肝气郁滞，瘀血阻滞精关窍道，滞塞不通，而故性交而不排精。本证按肾阳虚投以参茸温补肾阳不效，而依据情志表现，参以脉、舌，辨为血瘀，遣以血府逐瘀汤，合以蛇床、韭子振兴阳道，7 剂竟获显效，30 剂痊愈。

体　会

　　性交不射精之症，临床所见，大多经过补肾阳、通络道等治法。然就余所见者，有肝经湿热宗龙胆泻肝法获效者，有疏肝理气解郁见功者，真正属于虚证者绝少。实作虚治，误补致精关壅滞成瘀者，疏其壅，导其滞，化其瘀，每获显功。

85　尸　厥

冉雪峰

［案例］《冉雪峰医案》[44]

　　武昌周某室，年38岁，体质素弱，曾患血崩，平日常至余处治疗。此此次腹部不适，就近请某医诊治，服药腹泻，病即陡变，晕厥瞑若已死，如是者半日许，其家已备后事，因族人以身尚微温，拒入殓，且争执不休，周不获已，托其邻居来我处婉商，请往视以解纠纷，当偕往。病人目瞑齿露，死气沉沉，但以手触体，身冷未僵，扪其胸膈，心下微温，恍惚有跳动意，按其寸口，在若有若无间，此为心体未全静止，脉息未全厥绝之症。族人苦求处方，姑以参附汤。

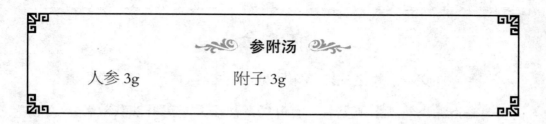

参附汤

人参 3g　　　　　　　　　附子 3g

煎浓汁，以小匙微微灌之，并嘱就榻上加被。越2时许，复来邀诊，见其眼半睁，扪其体微温，按其心部，跳跃较明晰，诊其寸口，脉虽极弱极微，亦较先时明晰。余曰：真怪事，此病可救乎？及余扶其手自肩部向上诊察时，见其欲以手扪头而不能，因问：病人未昏厥时曾云头痛否？家人曰：痛甚。因思仲景云：头痛欲厥者，吴茱萸汤主之。又思前曾患血崩，此次又腹泻，气血不能上达巅顶，宜温宣冲动，因拟吴茱萸汤一方。

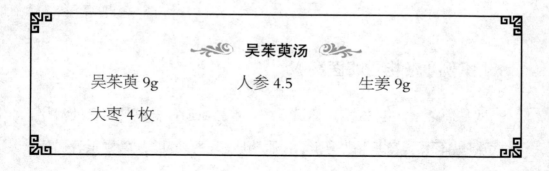

吴茱萸汤

吴茱萸 9g　　　　　　人参 4.5　　　　　生姜 9g

大枣 4 枚

越日复诊，神识渐清，于前方减吴茱萸之半，加人参至 9g。一周后病大减，用当归内补建中汤、炙甘草汤等收功。余滥竽医界有年，对气厥、血厥、痰厥屡见不鲜，真正尸厥，尚属少见，幸而治愈，因录之，以供研究。

〔辨析评述〕

(1) 厥证。轻证，表现为手足逆冷；重证，四末不温，突然昏倒，不省人事，有短时间苏醒者，也有一厥不复而亡者。外感热病，多见轻证手足逆冷；内伤杂病，重证不省人事较多见。

内伤杂病，所见重证不省人事，《儒门事亲》云："有涎如曳锯，声在咽喉中为痰厥，手足搐搦者为风厥，暴怒而得之为气厥"，各种原因的大出血，气随血脱，可产生血厥……厥证发生的主要病机，可因类型不同而异，但主要共同的病机是气机突然逆乱，升降乖戾，气血运行失常，阴阳不相顺接。厥证，是发生在顷刻间的急症，考验医者当机决断，处置水平。

(2) 尸厥。为内伤厥证，昏不知人，其状如尸的形象称谓。公元前五世纪，《史记·扁鹊仓公列传》记述虢国太子"暴厥之死"称"尸厥"。巢元方《诸病源候论》："尸厥逆者，阴气逆也。此由阳脉卒下坠，阴脉卒上升，阴阳离居，荣卫不通，真气厥乱，客邪乘之，其状如死，犹微有息而不恒，脉尚动而形无知也……当以尸厥治之。"此为广义的尸厥。

狭义的尸厥，专指"秽恶厥"。因犯秽浊不正之气，突然恶心呕吐，卒倒面青，手足厥冷，口噤，或谵语妄言，脉来乍大乍小，乍数乍迟，三五不调。此多见于体弱之人，偶进幽僻岚障秽浊之地，或登冢偶嗅腐尸异气，秽恶之气由口鼻直入，上犯清窍，蒙蔽灵明，经络营卫闭阻，遂发昏厥不知人事；营卫闭阻不达四末，故手足厥冷，口肌失荣，关窍闭塞故呈现口噤，灵明被蒙则可有谵语妄言；经络营卫闭阻不通，故脉来乍大乍小，乍数乍迟，三五不调。此为秽恶厥，是狭义的尸厥，也称"中恶"。《丹溪心法》："尸厥、飞尸、卒厥，此即中恶之候，因冒犯不正之气，忽然手足逆冷，肌肤粟起，头面青黑，精神不安，或错言忘语、牙紧口噤，或昏不知人，头眩晕倒。此是卒厥、客忤、飞尸鬼击，吊唁问丧，入庙登冢，多有此病，以苏合丸灌之，候稍苏，以调气散和平胃散服，名调气平胃散。"《医学入门》说："凡有吊死问疾，或入庙登冢，卒中外邪，与脏气相忤，气遏不行，经络脉伏，昏不知人，忽手足逆冷……决不可作风治，先宜苏合丸灌之，候醒以木香匀气散合平胃散调之。"可见，这里所说的狭义"尸厥"，所谓"中恶"，皆是实证，与本案所云之广义"尸厥"阳气暴脱之厥证不同，一实一虚，迥然不同，当鉴之。

（3）本案。体质素弱，曾患血崩，综观病情演变，以之测证，似属脾气虚不能统血所致血崩，脾不统血之血崩，多有持久反复，病程长的特点。脾气虚，脾失健运，可有腹胀、腹部不舒症状，此为虚证，某医误作实证看待，用药后，出现腹泻（下利），致脾气虚陷，阳气受损，立见危殆。盖天地间，阳统乎阴，血随乎气，血脱之症必当顾护"气"，滥用攻伐，虚当实治，元气大伤，病生陡变，遂出现晕厥瞑若已死，目瞑齿露，不仅手足四末不温，严重到全身冷（不温），扪其胸，心下尚有微温，心跳恍惚犹在，寸口脉若有若无，当此阴寒内盛，阳气暴脱，阴阳离绝紧急关头，冉氏急用参附汤，回阳救逆，并嘱为病者盖被保暖，以保残阳并助阳气回复。药后2小时，紧闭双眼已半睁，身冷已转微温，心部跳跃较先前明晰，寸口若有若无的欲绝之脉，亦渐复出明晰。冉氏又从"扶其手自肩部向上诊察时，见其欲以手扪头而不能"，这样一个微细的动作，发现问题，遂发问：病人未昏厥时曾有头痛否？家人曰：痛甚。因思仲景云：头痛欲厥者，吴茱萸汤主之。又思前曾患血崩，此又下利（腹泻），气血不能上达巅顶，阳气不能上达，阴寒之气上逆，因拟吴茱萸汤一方，温中补虚，平逆气，下气降浊。生死关头，非用气味之雄者，不足以当绝处逢生之任也。吴茱萸辛苦大热，入通以肝，专主厥阴头痛，脏寒吐利；苦以温肾，则水不寒，辛以散邪；佐人参固元气，安神明，助姜、枣调营卫以补四末，此拨乱反正之剂。脾气久虚，不能统血，凤患血崩虚弱之体，经虚作实治，致下利，损气伤阳，脾肾阴寒内盛，经此剂鼓动先天之少火，后天之土自生，培植下焦真阳，则上焦之寒自散，故能平息因"阳气不升，阴寒之气上逆"之气机逆乱，使气血运行恢复正常，起死回生。越日复诊，神识渐清，于前方减吴茱萸之半，倍用大补元气之人参，一周后病大减，遂用当归内补建中汤气血双补，炙甘草汤益气复脉，滋阴补血，善后调理而收功。真乃认证准确，用方遣药，步步为营。

体　会

参附汤（《正体类要》）为回阳救脱，应急之剂。下利脉微，头痛致厥；产后或月经崩注，血脱亡阳致厥等，均可以之救助。药后，脉微渐出者，吉；脉暴出者，凶。四末渐回温者，吉；戴阳者，凶。临床当细体察。1976年唐山大地震，中医研究院卫生专列在天津东站待命时，抢救一中毒性痢疾病人。西医组，先用多种方法治疗休克，血压升而复降，反复多次，血压保不住。专列指挥命中医组参加抢救。余主持中医组会诊：病者，先神识昏迷，后下利，手足厥逆，脉微欲绝，出现尿遗。有主张先予安宫牛黄开窍者，余决断急予回阳固脱，用复方生脉针（即附子、人参、麦冬、五味子，中医研究院广安门医院内部制剂，针剂）小壶内给药滴注，血压回升稳定未降，脉微渐出，手足厥冷渐减，未用开窍剂，神识亦逐渐苏醒，输液加抗菌，抢救成功。

顺言之：当此，阳脱，尿遗，阴阳离绝，幸未见手撒，禁用开窍剂，误投，加速元气暴脱，虚当实治，大错也。

第四篇

妇科病

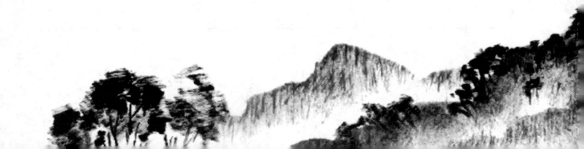

86 痛　经

钱伯煊

[案例]《钱伯煊妇科医案》[58]

杨某，女，26 岁，已婚。

初诊：1976 年 2 月 6 日。

痛经，月经周期 24 ～ 25 天，6 天净，量中等，色正常，有血块，经期少腹疼痛颇剧，腰痛，大便偏稀，日 1 次，头晕，纳差，末次月经于 1 月 15 日来潮，6 天净，平时无不适，结婚半年，未怀孕，舌苔白腻中垢，脉象细弦，病属寒凝气滞，治以调气温经。

处　方

制香附 6g	延胡索 6g	当归 9g
川芎 6g	细辛 6g	吴茱萸 3g
沉香片 3g	紫苏梗 6g	乌药 6g
六曲 12g	小茴香 3g	艾叶 3g

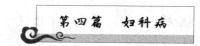

二诊：2月16日，服上方12剂，痛经依然，月经于2月13日来潮，量中等，色正常，腹痛腰痛，不能坚持工作，今行经第4天，痛势稍减，舌苔中淡黄、边白腻，脉象沉细，寒气凝结，治以温经散寒，理气止痛。

处　方

桂枝 6g	赤芍 9g	炙甘草 6g
生姜 6g	细辛 3g	吴茱萸 3g
制香附 6g	青皮 6g	乌药 6g

三诊：3月8日，服上方6剂，末次月经2月13日来潮，现月经即将来潮，腰腹不适，腿酸，纳差，舌苔淡黄腻微垢，脉象沉细，治以调气温经，和胃益肾。

处　方

柴胡 6g	制香附 6g	延胡索 6g
青皮 6g	橘皮 6g	吴茱萸 3g
川楝子 9g	狗脊 12g	焦山楂 18g
牛膝 9g	焦神曲 18g	焦麦芽 18g

6 剂。

另：肉桂末 12g，沉香末 12g，琥珀末 12g 三味调和，在经行腹痛时加服 3g，早、晚各 1.5g，痛止停服。

四诊：3 月 22 日，月经于 3 月 10 日来潮，痛经明显减轻，且能坚持工作，腰背痛、腿酸皆见减轻。现咽痛有痰，轻微咳嗽，舌苔淡黄腻、中垢边刺，脉细，目前由于阴虚有痰，治法先以养阴化痰。

处 方

麦冬 9g	玄参 9g	桔梗 6g
杏仁 9g	橘皮 6g	茯苓 12g
狗脊 12g	川续断 12g	桑寄生 15g
牛膝 9g		

6 剂。

五诊：4 月 5 日，月经于昨晚来潮，少腹痛轻，腰部稍痛，咽痛口干，泛恶有痰，胃脘不适，舌苔淡黄腻中垢，脉细，现值经行，治以养阴清热，理气运中。

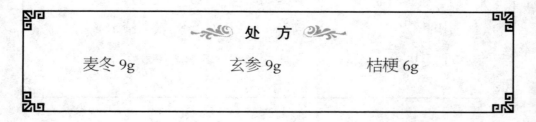

处 方

麦冬 9g	玄参 9g	桔梗 6g

杏仁 12g 制香附 6g 青皮 6g

橘皮 6g 木香 6g 枳壳 6g

竹茹 9g

6 剂。

另：沉香末 0.9g，琥珀末 1.8g，腹痛时加服以上两味，开水送下。

六诊：5 月 10 日。上次月经 4 月 4 日来潮，痛势大减，量色正常，现月经逾期 6 天，胃脘不适，泛恶畏寒，嗜睡，舌苔薄白腻，脉左细滑、右细软，治以理气和中。

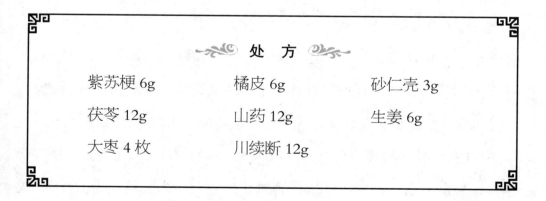

处 方

紫苏梗 6g 橘皮 6g 砂仁壳 3g

茯苓 12g 山药 12g 生姜 6g

大枣 4 枚 川续断 12g

6 剂。

七诊：5 月 21 日，停经 47 天，尿妊娠试验：阳性。现自觉泛恶胸闷，神疲乏力，有时右下腹作痛，大便 2～3 日一行，舌苔黄腻微垢，脉左弦滑，右弦，治以调和肝胃，佐以益肾。

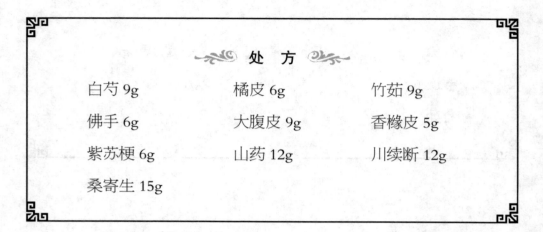

处 方

白芍 9g	橘皮 6g	竹茹 9g
佛手 6g	大腹皮 9g	香橼皮 5g
紫苏梗 6g	山药 12g	川续断 12g
桑寄生 15g		

6 剂。

〔辨析评述〕

(1) 本案经期少腹剧痛、苔白腻，脉细弦等，辨为寒湿凝滞肝脉，立调气温经之法，连进 18 剂，痛势未减。三诊时，发现肾虚、胃纳不佳之症，并据痛势剧烈、经行有血块，认出挟瘀，于原调气温经法基础之上加和胃益肾，且加服桂香琥珀散，暖宫寒、行气滞、化瘀血。四诊来诉，痛经明显减轻。经 3 个月观察，痛经未发，并已怀孕。

(2) 四诊时出现咽痛有痰、轻微咳嗽，苔黄腻、中垢边刺，为肺失清肃，痰湿内蕴，理应清咽宣降肺气化痰。但误为阴虚，遣以麦冬、玄参等养阴之品，非但恋邪，且助湿生痰，以致咽痛迁延半月之久不瘥，且增泛恶有痰、胃脘不适，苔腻有增无减。五诊时，继投养阴，令泛恶月余未除，复加嗜睡。六诊时，更法为化痰理气和中，但因怀孕后胎气上逆，泛恶未能全除，但辨证立法符合症情。

体　会

痛经，疼痛喜按者为虚，于气血虚弱、肝肾亏损中求之；疼痛拒按者为实，多考虑气滞血瘀、寒湿凝滞。气滞者，其痛兼胀；寒滞者，痛势剧烈而喜暖；瘀滞者，刺痛而挟瘀块。本案痛势剧烈，经血中挟块，故单纯用温经散寒治疗效果不显，辅以活血化瘀之后而显效。

提示：气滞者多兼血瘀，血寒者亦多兼见血瘀，气虚者亦往往可见血瘀。总之，痛久多挟瘀，故痛经治疗加活血化瘀往往可提高疗效。

87　崩　漏

罗元恺

[案例]《罗元恺医著选》[59]

易某，女，12 周岁，中学生。

初诊：1975 年 3 月 2 日。

主诉：近 3 个月来，月经过频过多，时间延长。2 月 28 日月经来潮，势如泉涌，昨天曾服凉血止血的中药，药后流血更多（1 天用卫生纸 1 包并用很多棉花），不能坐立，经色鲜红夹有血块，腹微痛，汗多，疲乏，腰酸，自觉烦热，口干，小便微黄。面色苍白，精神不振。舌淡红略胖，舌尖稍红，苔薄白润，脉细滑略弦。月经史：11 岁初潮，周期紊乱，经量偏多。近 3 个月来先期量多明显。某医院诊为青春期功能失调性子宫出血。诊断：血崩（肾阴未固，阴虚内热型）。治则：滋养肝肾，固气摄血。

处　方

党参 18g	白术 15g	岗稔根 30g
地稔根 30g	制首乌 30g	干地黄 18g
桑寄生 15g	续断 15g	煅牡蛎 24g
甘草 9g	蒲黄炭 9g	

---

2 剂量，每日 1 剂。并嘱用艾卷悬灸隐白穴（双）及大敦穴（双），交替选用，每日 2 次，每次 15 分钟。

再诊：3 月 3 日下午。昨下午及今上午进上方 1 剂，经量已减少大半，精神明显好转，但仍腹部隐痛，睡后多汗，口干。舌淡红，舌尖稍赤，苔薄白，脉细滑略数。仍遵前法，佐祛瘀止血。

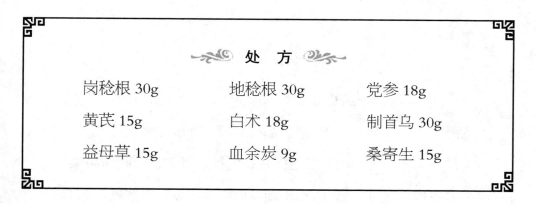

处　方

岗稔根 30g	地稔根 30g	党参 18g
黄芪 15g	白术 18g	制首乌 30g
益母草 15g	血余炭 9g	桑寄生 15g

5剂，每日1剂。药后，月经于8日后完全干净。后用滋养肝肾兼以补气，月经期则仍加入岗稔根、地稔根，经量多时则加入蒲黄炭、血余炭、紫珠草等，经过3个月的调治，月经已恢复正常，观察1年，已无复发。

〔辨析评述〕

经血暴注，久而不止，谓之崩中。经色鲜红，烦热，口干，舌尖稍红，脉滑略弦，属热象，然投凉血止血中药，血崩不止，反有增多之势，因知此热非属实热，必是虚热。又汗多，疲乏，腰酸，面色苍白，精神不振，舌淡红略胖，苔薄白润，脉细，显属气虚之象。故投滋养肝肾之阴，兼固气摄血之剂，以首乌、地黄、寄生、续断补冲任之虚，滋肝肾之阴，煅牡蛎潜镇虚阳固涩止血，党参、白术、黄芪、甘草益气摄血，岗稔根、地稔根、益母草、蒲黄炭活血止血，血止不留瘀。合为滋阴摄血之方，对阴虚阳动，络虚不能摄血者，用之甚合。治历3月，痊愈。

体　会

(1) 本案初投凉血止血，如系实火、火盛迫血者，尚可凉而骤止。其脉细、舌苔薄，绝无实象，此"热"非为实热，系冲任阴虚。阴在内，阳之守也，气得之以和。今阴伤阳乘，络虚不摄，故非单纯滋阴潜镇所能奏功，必气阴兼顾，方合证情。

(2) 方中所用岗稔根、地稔根皆系江南民间常用草药，善治血崩。其性平，不助热，不伤阳，止血而不留瘀，对本案曾用过凉血之剂止血，虑有冰凝生瘀之出血证，用之颇宜。

88 热入血室

易巨荪

[案例]《广州近代老中医医案医话选编·易巨荪医案》[23]

曾妻。平日微有痰咳病，庚寅十二月复得外感。发热、恶寒，月事适来，口苦，咽干，胸胁满痛，不能转侧。且触动平日痰喘，气上逆不得息。医者见其气喘，俱用苏子、半夏、沉香、陈皮、北杏一派化痰降气之品。病者愈见焦灼，且发谵语，有幻觉幻视。是日又值大寒节，举室仓皇，欲办后事矣。余诊之曰：痰喘乃是宿疾，外感是新病，宜先治新病，愈后方可治宿疾。今发热、恶寒，经水适来，外邪乘虚入血室，故有谵语幻觉幻视。照古人热入血室法，以小柴胡汤治之。3服后，外症已解，然后以桂苓甘术羌辛味夏，治痰喘收功。

〔辨析评述〕

(1) 妇人隆冬外感寒邪，发热恶寒，此属太阳表证，口苦、咽干、胸胁满痛，少阳证已现，适逢经来，分明由于血海空虚，外邪乘虚而入，与正气相争，搏结于血室，此为热入血室轻证无疑。患者夙患喘疾肺伏寒饮，外感寒邪后，触动喘疾又发。值此新病、宿疾并存之刻，医者竟置热入血室之标急于不顾，率予降气平喘，遂生谵语幻视，病入险途。易氏明判缓急，逆挽危局，小柴胡汤三剂，标急得解，容后缓图伏饮寒喘。足见辨证不识缓急，不分标本，难成。

(2) 本案热入血室，系从太阳表证而来。治疗方法当透邪外出，虽然说是和解少阳，实际上是从少阳以解厥阴肝经邪热，仲景立小柴胡汤法，《伤寒》《金匮》阐发颇多。方中柴胡舒解肝气，提举陷入血室之外邪，使之透达而出，黄芩苦寒清热，使半里之热邪得以内清，参、姜、枣扶正、和营卫，鼓邪外出。对于热入血室的轻证和正虚之体，用之每应。

体 会

热入血室，治用小柴胡汤，是为外感风寒，表邪未尽，见少阳证而设。虽经水适断，急提少阳之邪，勿令深陷。若阳明病热入血室，则不当用小柴胡汤，热甚血瘀者之热入血室证，更非小柴胡汤可解。外感风热表邪，而值经水适断适来，热入血室者，则临床变幻情形更趋复杂，都不能拘泥于小柴胡汤治疗。

89 闭 经

华廷芳

[案例]《华廷芳医案选·妇科》[60]

孟姓，女，17岁，于1953年6月22日就诊。经闭2个月，腹胀如箕，跳痛，得之生气饮水即眠，脉沉涩。处方：桃仁、丹皮、赤芍、乌药、元胡、甘草、当归、川芎、五灵脂、红花、枳壳、香附、川牛膝、三棱、莪术，水煎服。服药后效果不显，乃加入水蛭、土虫、赤木、生地、木香、槟片、柴胡、川军、厚朴等服之，服 4 剂后，未见功效，病仍如前，乃改方如下。

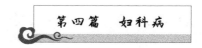

处方

枳实	党参	白术	云茯苓
甘草	麦芽	清半夏	神曲
厚朴	干姜	川黄连	槟榔片
木香	木通		

水煎服，守服 15 剂后，腹部已不跳痛，胀满已消且平坦柔软，一如平人，惟经血半年未见，小腹有时刺痛，乃拟方如下。

处方

当归	生地黄	桃仁	红花
甘草	枳壳	赤芍	柴胡
川芎	桔梗	川牛膝	延胡索
五灵脂			

守服数剂，治疗 3 个月，后来云，已按月行经，诸症痊愈。

〔辨析评述〕

是症得之于生气后饮水而眠，兼见腹痛肿硬、大如箕鼓，脉见沉涩。怒则气结，饮水后立即入睡，是谓水气血互结。气为血之帅，血为气之守，气行则血行，气结则血结，此乃因气而致经闭，脉沉而涩，似属瘀血，故首以瘀血论治，投膈下逐瘀汤加入破血攻坚、通经理气之药，可是效果不彰。

经细为辨析：病起气怒，怒气伤肝，肝失疏泄之职，复加饮水后入睡。肝失疏泄则脾运困顿，设若停水必腹大、有水波动，可无腹水征，但见"腹胀如箕"，知为虚气而痞，当责之中焦脾气之虚。至于腹部跳痛，粗看亦极似血瘀，实为肝失疏泄，气机不畅，因之"痛"与"胀"并见，尤"胀"重于"痛"。因此诊为脾虚气滞，立扶脾消胀之法，以枳实消痞汤为基础，加以通经行气之品，药后疗效果显。

《丹溪手镜·经水篇》云："血为气引而行，血未来而先有病，皆气之患也。血来而后有病者，皆血之虚也，有血之热者。"又云："闭而不行，乃虚而热。"此案血来而后有病，此"血"之虚，源于脾之虚，系"木妄破土，肾气无以成"（《傅青主女科·年未老经水断》）所致。其症腹胀，虚气作痞，为主要临床表现，故投破瘀通经之剂无功，而用扶脾消胀之剂，则腹满消、腹平柔、跳痛除，一如平人。脾虚既复，理应经血按时而行，可反见小腹刺痛，结合脉见涩象、闭经已近半载等情况分析，遂用血府逐瘀汤加元胡、灵脂，守服数剂，月经复行，得全功。

体 会

此案闭经 2 个月时，脉即沉涩，初作瘀血攻之不应，而经补脾之后，再予攻瘀而收功。可见涩脉不独主血瘀，一般而言，气滞、伤精、血少、挟痰、挟瘀等脉皆可见涩象，当以脉之有力无力分虚实。本案就整个病程演变而说，先见水气血互结→困脾→脾气虚衰气虚加气滞→血瘀：化瘀通络为后→腹痞胀如箕：扶脾消胀为先。

治分先后是建立在对病因病机正确分析的基础之上。本案经历了先化瘀不应，改为扶脾取效，说明治病必区分标本先后，施治必根据轻重缓急，如不分标本缓急，纵有仙药，亦难奏功。

此因病而致经闭，非经闭后而致病，故当先治病，后通经。此亦属标本区分之重要根据。

90 误补经闭

李健颐

[案例]《临证医案笔记》[61]

平谭务里乡，高书香之女，年方及笄，本年春间，月经初行，其母为女儿体弱，天癸初至，应宜热补，与糟炸羊肉，烧炙鸡肉等物，食后月经停闭，5个月不来，女母又疑血虚，与热补药丸，半年后，发现两脚浮肿，夜不成寐，初延陈医作水肿治，投五皮饮，五苓散加桂附，服三四剂，脚肿更甚，口渴身热，饮食不纳，肌肉衰瘠，来延余诊，脉浮大而濡，两寸独甚，断系血海伏热，热闭血枯，冲脉不盛，任脉不通，复以误服热补，助纣为虐，以致阴液亏损，虚火上炎，处以清热育阴之法。

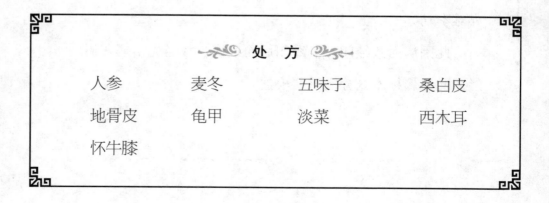

处　方

人参	麦冬	五味子	桑白皮
地骨皮	龟甲	淡菜	西木耳
怀牛膝			

进2剂，热渴均减，但以该女已许陈家，陈某信仰詹医，再三推荐，

女父认为前药有效，更换他医，万一意见不符，难免误治，踌躇未决，陈坚促之，不得已从请詹某，断为龙火上腾，用大剂桂附八味丸加炮姜、归、芪、参、茸、术、芍等味。引火归元之法，服 2 剂浮肿尽消，病家亦称羡詹某之善诊也，余闻之心甚诧异，因思断病最难，诚詹某有独得之神见也。越数日，高某欻来扣扉，蹙额憔悴，忧容不展，遂曰：吾女初服詹某药善效，后即鼻衄如涌，偏服止血药无效，现在气息奄奄，请先生速临救治。见病者面呈苍白，精神萎靡，脉濡而扎，重按带散，急与原方加结洋参、石膏、知母，连服 4 剂，热渴皆平，鼻衄亦止。更以四物汤加桃仁、红花、鳖甲、柴胡、淡菜、海参，调治月余，月经通调，恢复正常。按此病初因热补而起，嗣以热药而肿消，后以热补药而病变，然病理变化极其玄妙，诚医者审证用药之尤难也。

〔辨析评述〕

室女天癸初行，母为女儿体弱，自行食疗热补，致胃火内生消烁阴血，血涸经闭。母疑为血虚有寒，又与热补丸药治之，遂经闭益固，且生两足浮肿，核之《金匮》，此为血分。治当清热化瘀通经，经行肿自除。但陈医不察肿因，投五皮、五苓加桂附，肿势毫未动摇。李氏以其因食疗鸡羊助热之物，复用热药之病源，临床更见口渴身热，肌肉衰瘠，脉浮大两寸独甚，断为热伏血海，热闭血枯，血海热涸则经闭，治以清热育阴，用桑皮、地骨清热除虚火，龟板潜阳，麦冬养胃阴，淡菜、木耳、牛膝活血通经。药进 2 剂，热渴皆减。后经詹医误投桂附参茸等温补，助热迫血而现鼻衄，李氏再次挽治，仍以原方加石膏、知母大清阳明以平胃火，鼻衄止后，更以桃红四物加味，化瘀通经而月事通调。

体　会

(1)《金匮》云："经水不通，经为血，血不利则为水，名曰血分。"《金匮》之血分为下焦虚寒所致，本案之经闭后出现水肿，亦称"血分"，此为胃火消烁阴血，血枯经闭。治疗，前者温经活血化瘀，本案当清胃火、养血活血化瘀。冲任隶属阳明，阳明胃火得清，冲任流通，经血渐盈，月事则应时而通。

(2)室女年幼气血未充，有经来数月复又不来者，若无他症所苦，则不得谓之灾疾。正如《产宝百问》所说："室女及笄，而天癸不至，饮食如常者，只是气血未充，往往有之，必服药疗其杂病，时至，经自流通。"

91 产后发热

戴 丽 三

[案例]《戴丽三医疗经验选》[18]

孟某，女，37岁，体质素健。于1949年春分娩后，高热持续不退，曾医用养肝补血药多剂，热势依然。延至月余，热势更张，时有神昏、谵语，病情危殆，求余诊治。症见：脉洪大，重按有力，舌苔白燥，面垢自汗，烦渴饮冷，手足不时厥冷，面部微浮，四肢轻度肿胀。细询病情，始知病由外感失治，又加滋补所致。脉症合参，病属燥热伤阴，肺胃火郁而发热，乃里热亢盛之征。然病在产后，极易与"血虚发热"相混淆。若辨认不清，毫厘之差，即千里之谬，生死立见于反掌之间，自应明辨慎思，方不致误。血虚发热，有时证似白虎，亦有发热面赤、烦渴、汗出等症。但脉象多见细数，而少洪大，舌质多淡白。虽有自汗、烦渴，但不引饮。患者倘系血虚发热，则前所用养肝补血之剂，理应见效。今不效者，足证发热并非里虚。今白虎确证已具，自当以甘寒退热之白虎汤施治。但古人有"石膏为产后禁忌"之说。且产后三大症，以麻仁丸治便秘，小柴胡汤治郁冒，竹叶汤治风痉。并无白虎汤为治之设。经反复思索，并忆及徐灵胎用石膏治愈西漾陆炳若夫人产后风热之例，结合本症病情，若因循再用补益，而不速投甘寒退热之剂，则阳明独盛，不免导致阳盛阴亡之虞。患者虽在产后，但脉证俱实。遵仲景"观

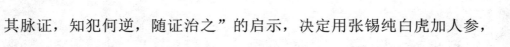

其脉证，知犯何逆，随证治之"的启示，决定用张锡纯白虎加人参，以山药代粳米汤。

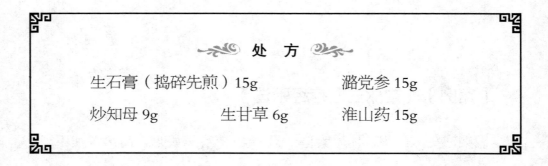

处 方

生石膏（捣碎先煎）15g　　　　　潞党参 15g

炒知母 9g　　　　生甘草 6g　　　　淮山药 15g

方中以白虎汤泻热降火，加党参益气生津。用山药代粳米者，张锡纯谓："盖粳米不过调和胃气，而山药兼能固摄下焦元气。使元气素虚者不致因服石膏、知母而作泻。且山药多含有蛋白质，最善滋阴。白虎汤得此，既祛实火又清虚热，内伤外感，须臾同愈。愚用此方救人多矣。"

是方服 1 剂后，症减其半，神识转清，再服 1 剂诸症若失。

古之产后三症三方不能尽其病之变。总之，治病不能墨守成规，必须根据客观实际仔细辨证，灵活处理，方可应万变而不穷。前人虽有许多经验记录值得取法，但必须通过自己进一步的实践而加以检验，才可得出正确结论，用以指导临床。

〔辨析评述〕

病起外感失治，囿于"产后百脉空虚"之说，误用滋补之剂，表邪闭郁，高热持续不退。延至三旬而出现手足厥冷，神昏谵语，脉洪大、重按有力，多汗，烦渴饮冷等，一派外假寒里真热之"热厥"证候。若以手足厥逆误辨为少阴病而投四逆辈，则生死立见于反掌之间。其里真热，以之神识、脉象、汗出等情况极似阳明里实，但尚未出现痞满燥坚实等情，故仍属阳明经热，因投以白虎加人参汤，果一剂知，二剂平。

体 会

(1) 丹溪云：产后当大补气血，即有杂症以末治之。一切病多是血虚，皆不可发表。景岳则云：产后既有表邪，不得不解。本案病初，治者拘于"主虚勿表"之说，养虎为患。戴氏从临床实际出发，寻源探本，非同俗手漫谓补虚，于外因之端，审变达权，如非诊历多、胸具灵机者，难臻此境。

(2) 俗传有"石膏为产后禁忌"之说。戴氏审定，白虎证在，即施白虎证方，且仿张锡纯意，以山药代粳米，顾及产后下元之虚，此又法中之法。

余曾治一本院护士，产后牙龈肿痛，口腔溃疡，即以清胃散中重用生石膏五七剂取效，故深信产后不必有禁石膏之说。有是证，即用是方，便是了。

92 产后感冒风寒

沈绍九

[案例]《沈绍九医话·妇科》[24]

杨某，年20余岁，产后感冒风寒，面色晦滞，肢体强硬，转侧困难，寒热往来，日发数次，舌质淡，胖大，白苔满布，润滑，两脉缓大无神。前医投以小柴胡汤无效。此产后营卫虚，风寒湿邪侵入为患，而寒湿较重，非少阳病也。药宜温通，兼养气血。

❧ 处　方 ❧

黄芪 15g	苍术 9g	桂枝 9g
豆蔻壳 9g	防风 9g	茯苓 9g
秦当归 9g	川芎 4.5g	狗脊 24g
秦艽 9g	姜黄 9g	生姜 9g
焦黄柏 6g	刺蒺藜 24g	杜仲 24g
宣木瓜 15g	草乌（先煎）7.5g	
川乌（先煎）7.5g		

再诊：肢体强硬减轻。原方去豆蔻壳、姜黄，加砂仁 9g，独活 6g，制附片 15g，补骨脂 15g。

三诊：寒热已退，情况继续好转。原方去砂仁、独活，加豆蔻壳、炒白芍、炮干姜、炙甘草、洋参须。

三诊以后，可以坐车前来就诊，又数剂去川草乌，加重补益气血之品调理痊愈。

〔辨析评述〕

(1) 舌质淡、舌体胖大、苔白满布而润滑，脉缓大无神，一派体虚寒湿之象。病起于外感风寒，面晦而滞，肢体强硬、难以转侧，此风寒之邪客于经络，但寒热往来，日发数次，曾医据此辨为邪在少阳而处小柴胡汤，唯投之不应。沈氏据上述症情表现，以病发于产后营卫两虚，断为风寒湿邪入侵，寒湿尤重，明言非少阳病也，用黄芪、桂枝、生姜、当归、川芎温阳益气补营卫之虚，苍术、蔻壳、茯苓芳香淡渗分化其湿，防风、秦艽、蒺藜、川草乌祛风散寒定痛，狗脊、杜仲、木瓜壮腰膝舒缓筋脉之急，佐以姜黄活血止痛，黄柏制草乌之毒，共成温通散寒湿，补肾益气血之方。经三诊竟能起床，补气血善后调理而臻痊。

(2)《金匮要略》治历节疼痛用乌头，系乌头与蜜同煎，本案采取川草乌与黄柏相伍，皆为制其毒之意，且因有黄柏坚阴，使乌头温阳散寒而无辛燥伤阴之虞。此等佐使配伍，足可师法。

体 会

(1) 本案之误，误在寒热往来一症之辨析。曾医执意后世所谓"但见一症便是"之语作为决断。事实上，《伤寒论》中无此经旨，"口苦、咽干、目眩"为少阳病之提纲，未言"寒热往来"为提纲。所以，热型为少阳病之或有或无症，据寒热往来而立少阳证，难免发生误诊。

(2) 对寒热往来之辨析，《丹溪手镜》最切。认为寒热往来为"日至四五套或十套也，皆正邪分争也"。在多种情况下都可出现寒热往来的热型，有在表、在半表半里、亡阳、血少，误汗误下后等分别。其云：在表之寒热往来，是热多寒少，特点是无里证，治宜桂枝麻黄各半汤；在半表半里者（口苦、咽干、目眩、胸胁苦满、脉弦），是寒热各半，不兼里证的用小柴胡和解，兼里证的用大柴胡汤；属亡阳而出现寒热往来者，其热多寒少，且脉微弱，此不可汗，宜桂枝二越婢一汤主之；属血少而现寒热往来者，其热多寒少，可见尺脉迟涩，宜黄芪建中汤；汗下后呈现寒热往来者，用桂枝干姜汤。以上为丹溪对寒热往来之辨析。

明代《证治准绳》提出产后血虚，邪犯少阳（除寒热往来外，尚见口苦、目眩、脉弦等），用三合汤（白术、当归、白芍、黄芪、茯苓、熟地、柴胡、沙参、黄芩、半夏、甘草、川芎）。

清代《医宗金鉴》认为产后阴阳不和、往来寒热者，宜柴胡四物汤。

本案系既有产后百脉空虚的内因，又有素体寒湿内蕴之特点，在此基础上外受风寒湿邪，症状表现见"寒热往来，日发数次"，极易诱人误诊。《傅青主女科·类疟》说："产后寒热往来，每日应期而发，其证似疟，而不可作疟治。夫气血虚而寒热更作，元气虚而外邪或侵……治当滋荣益气，以退寒热"，治用加减养胃汤（炙草、白茯苓、半夏、川芎、陈皮、当归、苍术、藿香、人参、姜引煎服）。这是内有营虚、外感寒湿的治法，治法与本案有相似之处，又有不同之处。不同之处，本案风寒湿外痹甚，且有里湿，证情较重，故以重剂温通。

93 产后呃逆不止

颜德馨

[案例]《上海老中医经验选编·颜德馨医话》[9]

陈某，女，27岁。产后受寒，加上遭受精神刺激，遂发生呃逆。每晨起床后即发，持续数小时而不止。入睡时不发作，啖冷受气则更甚，初用针灸能小止，后也无效，病经3年，就医多处未愈，故来沪医治。

患者表情淡漠，诊脉两手俱呈沉涩，舌苔薄白边缘色紫，此为肝郁气滞，寒邪凝结，产后血瘀，胶着不化。前医重在温寒利气，忽略祛痰，病势越久越深。

处 方

通窍活血汤，改麝香为另吞。

7剂后，呃逆即止。后以少腹逐瘀汤善后，经来紫块累累，其病若失。复得一子，已7岁。

〔辨析评述〕

本案得之产后受寒，复加情志不遂，产生呃逆，似属胃中寒气上逆所致，又见啖冷受气则更甚，可谓属"寒"无疑了。但前医用温寒利气治之不愈，病情迁延 3 年，未得根除。

细察其两脉沉涩，舌边紫。前有气滞、寒凝病史，断为血瘀，投通窍活血汤，7 剂呃止，后用少腹逐瘀汤善后，病臻痊愈。

体　会

俗言"产后百脉空虚"，较少使用攻法。又云"产前宜清，产后宜温"。本案起病得之受寒，据此遣以温寒降逆利气之法，理当获效，何以不效？辨证应据"症"分析，有的放矢，不能拘于俗套、守于定法。此案肝郁产生气滞，气滞加受寒，足成血瘀，血瘀则气机升降受阻，遂生呃逆。颜氏据证立法，临证善于捕捉具有特征性的症状（如舌边紫、脉涩、久病、受寒等），投以化瘀，因此收到满意疗效。

第五篇

外科病

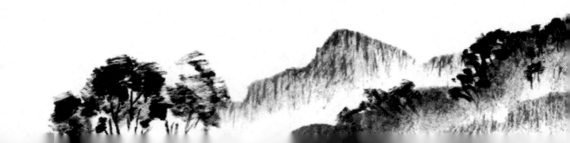

94 喉 喑

路志正

[案例]《医话医论荟要·路志正医话医论》[35]

曾治一妇女，姓潘，34 岁，职业教师。1971 年因感冒引起急性咽喉炎，未予根治即照旧上课，致每年辄发数次，发时咽喉疼痛，音哑 1 周左右，始逐渐恢复正常。近 4 个月来咽喉一直疼痛，音哑，语言难出，先后经 4 个医院确诊为喉肌软化症，曾用抗生素、消炎类西药以及清热解毒、清咽利喉、清燥救肺等多剂中药，效果不仅不显，反出现胸膈室闷，纳呆脘痞，气短，后背怕冷，体重下降约 10kg，尤以声音嘶哑不能讲话较甚，颇以为苦，于 1975 年 9 月 23 日来我院门诊求治。

患者面形瘦弱，色不泽，两目乏神，表情苦闷，不能口述病情，只能以笔代口，舌体胖，有齿痕，质淡，苔腻水滑，脉象沉细。四诊合参，显系风寒外束，失于宣散，苦寒早投，阴柔过用，致寒邪内闭，客于少阴，上逆会厌，形成太少两感，本虚寒而标热之喉喑重症。急予温经散寒治其本，涤热利咽治其标。仿仲景麻黄附子细辛汤合大黄附子汤、甘草汤意化裁，制小其服，以观动静。

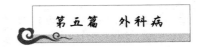

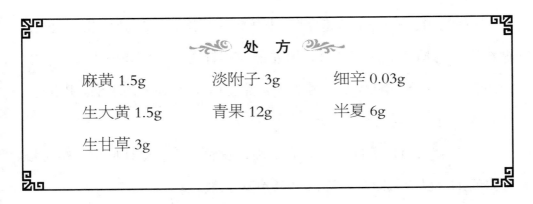

处 方

麻黄 1.5g　　　淡附子 3g　　　细辛 0.03g

生大黄 1.5g　　青果 12g　　　半夏 6g

生甘草 3g

2剂。药后胸膈得舒，背寒已除，声哑好转，少能发音，但仍不能说话，为标热得去，阴柔之邪有蠲除之势，肾阳有来复之机，既见小效，守法不更。上方去大黄，加沙苑子以益肾气，又服14剂，声哑明显减轻，发音较前稍高，能简单对话。唯经常感冒，乃阳虚所致，予补中益气丸先后8袋，每次3g，日2次。至11月6日，外感已解，气短亦轻，说话声音较前清晰，但身倦乏力，腰酸膝软，下肢浮肿，白带多而清稀，舌体瘦而淡，苔薄白，脉来沉细尺弱。总属脾肾阳虚所致。宜温补脾肾，佐以利咽。

处 方

党参　　　　白术　　　　附子　　　　　淫羊藿

菟丝子　　　沙苑子　　　茯苓　　　　　山药

玉蝴蝶　　　蝉蜕

5剂。为提高疗效，加速愈期，兼予针刺疗法。治则益肾利咽。处方：循经取穴与局部取穴相结合，取左照海，针3分，用烧山火补法，右三阴交，刺8分；廉泉，针1寸（斜向舌根），以平补平泻手法，共3针，留针5分钟。

至1975年11月11日，声音清晰，说话正常，诸证向愈。嘱再进上方5剂，以资巩固。追访至1978年未复发。

〔辨析评述〕

声音不扬或语声嘶哑，甚至不能发声，俗名失音。《素问》称"瘖"，《灵枢》谓"无音"，明代《医学纲目》提出"喉瘖"之名，以示同中风舌不运转所产生的"舌瘖"相区别。本病暴瘖多为邪气壅遏致窍闭，属"金实不鸣"；久瘖者，多为内夺，属虚证，谓"金破不鸣"。

本案初因外感风寒失于治疗，反复发作，由实转虚。医不辨虚实，不审寒热，但据"喉炎"，辄投苦寒、消炎，肺脾之阳顿挫，渐及于肾。路氏洞察临床表现：声哑，气短，色不泽，形瘦，背寒，舌体胖、质淡、有齿痕，苔腻水滑，断为脾肾阳虚之体，背恶寒、喉瘖，为风寒外束、闭郁不宣，复因苦寒阴柔误投以致冰伏，仿效太少两感试治，以麻黄附子细辛汤发表温经解其冰伏，生大黄、青果清寒火利咽喉，甘草、半夏和胃降阴火。妙在不用重剂，取其轻灵，2剂果见功效。标除后，去大黄，加沙苑子益肾气治本，两周大显神效，声音能出。善后缓以图本，以其阳虚之体反复新感，诱发喉瘖，故根治感冒已成治本大业。究其缠绵连发新感之因，不外肺脾肾三脏俱虚，故以补中益气丸、参、术、苓、山药补脾气，培土生金；附子、淫羊藿、菟丝子、沙苑子益肾气，兼以玉蝴蝶、蝉蜕利咽亮音，配合以针刺，而竟全功。

体　会

《直指方》云："肺为声音之门，肾为声音之根。"屡冒风寒，寒邪客于会厌，则厌不能发，至其窍闭，故无音，此其标实；缠绵日久，屡以苦寒误投，脾肾阳衰，更易新感，且声出无根，此其本虚。急则治标，缓以图本，若只治标，不顾其本，必半途而废，标本先后，治疗得当，故能全功。

《广州近代老中医医案医话选编·失音》中载一案："病失音，无其他症，余诊之则脉象沉细，所谓少阴不至者瘖。用肾气丸合麻黄附子细辛汤治之。盖声出之于喉而根于肾，以助肾之动气。再服声开而安。"法与本案同辙。

95 阴寒舌痛

戴 丽 三

[案例]《戴丽三医疗经验选》[18]

李某，男，30岁。患舌尖疼痛已2个月，久治不愈，前医用黄连解毒汤等方未效。邀余诊治。察其舌滑润多津，舌尖不红，口不渴，心不烦，脉沉无力，显系阴证。因舌为心之苗，若属阳证，当见心烦、舌红、咽干、思水、脉数等象。今所见皆属不足之症，而用黄连解毒汤，实"以寒治寒"，徒自耗伤胃气。因据脉症改用"四逆汤"峻扶元阳而收功。

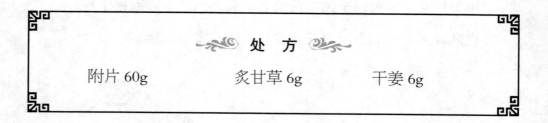

处 方

| 附片 60g | 炙甘草 6g | 干姜 6g |

服后，舌尖疼痛大减，继服2剂，即愈。

〔辨析评述〕

(1) 舌为心窍，舌尖又独属于心，俗常所见舌尖痛，多与尖红、心烦、尿赤等症同现，谓之心火使然，投以导赤散，甚或黄连解毒汤治之，可也。

然今之所见，舌尖不红、心不烦、尿不赤、脉不数，非但全无热象，反见舌滑、苔润、脉沉等一派里寒之象。而前医视寒作热，以寒治寒，真阳倍伤，救治之法，投以四逆辈，峻扶元阳，3 剂获胜。

(2) 本症与舌痹（《赤水玄珠》）不同。舌痹除舌痛外，尚兼舌体麻木不仁。舌痹有虚实之分，虚证多用四物合理中汤养血温中，治则相似，病证不同，又当辨析。

体　会

心肾同为少阴，手足相通。此足少阴肾经之寒上传于手少阴心。心者，火脏也；肾者，虽为水脏，却为全身元阳之根本。肾阳式微，阴霾之气上乘火位，其窍寒凝络痹，故发为舌尖作痛。因纯寒无阳，故舌尖痛而不红，此足以同心火炽盛之舌痛相鉴别。此千万病患者罕见病例也。

96 鼻痒

廖仲颐

［案例］《湖南省老中医医案选·廖仲颐医案》[12]

王某，女，40岁。素体肥胖，病鼻衄不止，某医治疗年余，衄血止，而鼻痒不已，需以挖耳签抠之，每日二三次，抠出血痂方适，久治不愈。视前医处方，均用清热泻火之羚羊角、犀角，无一补养气血之品。《难经·四十八难》云："痒者为虚。"治宜补养气血。

处　方

当归 12g	西党参 15g	云茯苓 10g
枣仁 12g	炙甘草 6g	白术 10g
炙黄芪 12g	远志 6g	广木香 6g
桂圆肉 12g	生姜 3 片	大枣 3 枚

服上方 3 剂而鼻痒即止。

〔辨析评述〕

患者素体丰腴多气虚。先患鼻衄，前医用泻火清热之剂而衄止。寒凉太过，损伤脾胃阳气，致气虚之势尤增。鼻为肺窍，鼻之准头属脾，肺脾气虚，故生鼻痒。用归脾汤补益脾气，脾气一健，肺气尤充，气足则血生，血行则风自息，故痒止。

体　会

鼻痒须分外感内伤。外感症鼻痒，得之于骤，是为风邪在表或束肺之征，治疗当疏解风邪。内伤症鼻痒得之于渐，多为气血两虚，本质上属于血虚生风范畴，治当双补气血。

97　鼻蓄脓久成虚证

马光亚

［案例］《台北临床三十年》[63]

杜某，男，31 岁，住台北县新店市光明路某号。

患鼻蓄脓（副鼻窦炎），鼻窦里蓄脓黄稠，到处求医，多年不愈，曾开刀两次。1978年5月14日就诊，诉：服过多种中药方剂，苍耳子散、清鼻汤、黄连解毒汤、龙胆泻肝汤等。现症为唇淡舌胖，面色无华，断为虚证，用托里消毒饮加减。

⟡ 托里消毒饮加减 ⟡

西党参 9g	黄芪 12g	白术 9g
桔梗 9g	川芎 9g	白芍 9g
当归 12g	茯苓 12g	白芷 4.5g
金银花 9g	天冬 9g	天花粉 9g

复诊：5月21日。前方5剂有效，鼻涕减少60%。效未更方，继服10剂。服后，电话告我，病已痊愈，不再服药。

〔辨析评述〕

鼻窦蓄脓多由风寒伏郁化热，或胆经之热上升，熏蒸清窍所致。其脓黄稠，亦似属实热。然按风寒伏郁而投苍耳子散，按肺胃热炽而用清鼻汤与黄连解毒汤，按胆经热邪上升而予龙胆泻肝汤，皆不效。反复手术两次，亦未能根治。马氏重视望诊，据其唇淡舌胖，面色无华，一派气血双亏之象，而用托里消毒饮化裁，以党参、黄芪、白术、茯苓补气，川芎、白芍、当归补血，桔梗、白芷排脓消肿，银花清热解毒，天冬、花粉生津散结。5剂则病去十分有六，继服10剂而痊。《医宗金鉴·外科心法要诀》云："此证久则必虚，当以补中益气汤兼服之即效"，此之谓也。托里消毒饮较之补中益气汤更切本病症情。

体　会

古人谓："最虚之处，便是容邪之地。"鼻渊日久，流脓不已，伤津耗气，久病致虚。医以"炎症""热证"俗套论治，杂投苦寒，气益耗，血益伤。值此病久体虚、气血双亏之顷，投以《外科正宗》之托里消毒饮，恰合证情。此非鼻疡不能溃，而系脓溃不能敛，故将该方中去皂角刺溃坚之品。

98　口　疮

言庚孚

［案例］《言庚孚医疗经验集》[57]

骆某，男，47岁，工人。

初诊日期：1975年1月9日。

口舌蚀烂，反复发作，进食吞咽均感疼痛，夜寐疼痛尤甚，此病自幼即起，逦迤至今40余年，未能根除，某院诊为"顽固性口腔炎"，察看唇腮赤色而微肿，牙龈、两颊及舌面等处焮红，满布针头大小黄白色溃烂点，溃烂点不流脓、不出血，口臭亦不明显。

诊其脉细数，舌质红，按脉、舌及症状均属阴虚火炎之象，治当上病取下，以肾脉出咽喉，肾水不足，虚火上越而口舌生疮，经久不愈。投六味丸，壮水之主以制阳光，外吹锡类散。

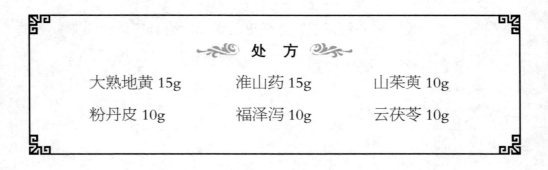

处 方

大熟地黄 15g	淮山药 15g	山茱萸 10g
粉丹皮 10g	福泽泻 10g	云茯苓 10g

二诊：投药4剂，不但无效，反酸胀疼痛加剧，脉舌同前，阴虚火旺，证、脉、舌均相符，为何不效？细察其病源，病起自4—5岁，谅小儿口疮，常由麻疹伴发，称为口疳，系肺胃湿热熏蒸所致，郁热蕴于肺，内积于胃，上攻口舌，历年来未能清彻，时时反复，热久伤阴，目下见症：满口蚀烂而疼痛甚剧，热毒内蕴肺胃之征象，当先祛邪治标，兼顾其阴，取甘露饮以清胃利湿，润肺清热，外用口腔散。

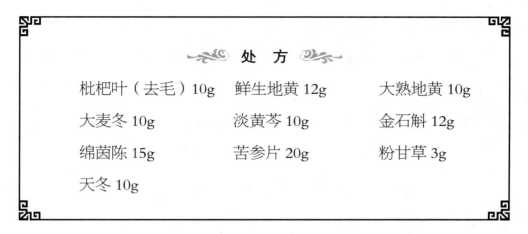

处　方

枇杷叶（去毛）10g	鲜生地黄 12g	大熟地黄 10g
大麦冬 10g	淡黄芩 10g	金石斛 12g
绵茵陈 15g	苦参片 20g	粉甘草 3g
天冬 10g		

三诊：上方共用 12 剂，口腔疼痛大减，能食干饭，细小蚀烂点已消失，较大的蚀烂已变小，牙龈部溃点未愈，热邪久郁，湿性缠绵，不易清彻，治宗前方，再以清养之品，上方继服。

四诊：上方共服 20 余剂，疼痛消失，进食正常，唯牙龈根部尚残留少数点状溃烂，夜寐不安，舌质红，脉细而沉，病邪已去大半，余邪尚未清彻，经云："脾气通于口，心气通于舌。"今拟心脾两治，拟方如下。

处　方

大熟地黄 15g	全当归 10g	大川芎 3g
杭白芍 10g	生龙骨 10g	煅牡蛎 12g
炙远志 6g	建菖蒲 6g	败龟甲 15g
湘莲芯 10g	淡竹叶 10g	川雅连 3g
五味子 10g		

牙龈溃烂点上仍撒"口腔散"。

五诊：调养心脾之剂连服 20 剂，溃烂点已消失，病已痊愈，嘱其停药，以观后效。

追访结果，停药至今已 3 年，未见复发。

〔辨析评述〕

口疮自幼即起已 40 余载，似属久病及肾，肾阴不足，虚火上浮所致。但投六味地黄滋肾水降虚火非但不效，反致疼痛加剧。察满口溃烂、剧痛、唇赤、脉数，时时反复，按口疮从肺胃湿热熏蒸治，施以《千金方》之甘露饮，进 30 余剂，症情大减。善后又遣养阴血、潜虚火、清心宁神之剂，调理之，3 年后随访未见复发。

体　会

脾开窍于口，心开窍于舌，上龈属足阳明胃经，下龈属手阳明大肠经，冲、任两脉皆交会于口，口腔溃烂一症病情复杂，不可偏执一端。临证首当辨别虚实。新病未必属实，久病未必皆虚。虚证者，溃烂处红肿热痛不显，脉细无力；实证者，红肿热痛明显，心热者上下唇赤。本案唇腮赤色而肿，牙龈、两颊、舌面等处焮红，满口溃烂，疼痛甚剧，脉数，一派实热为主的征象，故从肺胃、心脾实热治疗获取捷效。

99 耳 聋

言庚孚

［案例］《言庚孚医疗经验集》[57]

张某，男，33 岁，干部。

初诊日期：1978 年 7 月 15 日。

外感风寒，业已 1 周，恶寒发热，周身酸痛，服解表药后症虽好转而表未尽，反见头晕目眩，耳鸣耳聋，咽中似有痰阻，咯之不畅。曾投补肾填精之品无效，舌质淡红，苔薄白而中间微黄，此外感余邪未尽，寒与湿交阻于少阳经脉，清窍闭塞而致耳鸣耳聋，治当散寒除湿，化痰通窍。

处 方

软柴胡 3g	香白芷 10g	苏薄荷 6g
真西芎 5g	苍耳子 5g	北细辛 3g
家苏叶 12g	石菖蒲 5g	淡姜皮 10g
粉甘草 5g		

二诊：投上方4剂后，自觉精神清爽，耳鸣耳聋较前好转，脉舌同前，上方继续服用。

患者共服上方30剂，诸症痊愈。

〔辨析评述〕

耳为清空之窍，清阳交会流行之所。外感风寒，解而未尽，风寒夹湿痰上蒙，壅遏于耳窍，窍与络脉俱闭，经气痞塞不宣，故生耳鸣耳聋。头晕目眩，为邪牵少阳，咽中痰阻，为有湿痰兼挟，升降不利。某医不识病机，曾投补肾填精之品，邪闭愈甚。言氏散寒除湿，化痰通窍。处以柴胡和少阳走耳窍，川芎行气走头，白芷、薄荷、苍耳、细辛、苏叶、姜皮，散寒除湿，石菖蒲开窍闭，甘草和谐诸药。全方疏风解表，宣散郁闭。四剂则风寒湿散，神爽耳听渐聪，30剂使清静灵明之气上复空窍，而听斯聪矣。

体　会

耳者，宗脉之所聚也。肺络会于耳；胆、三焦脉皆走于耳；胃之支脉过耳后；小肠、膀胱脉俱结耳后完骨。《素问》云：心肾肺脾胃五络皆属之于耳中。肝病气逆则耳聋，五脏六腑皆与耳密切相关，不独肾开窍于耳、心寄窍于耳也。耳窍闭阻之症有外闭、内闭、虚闭、实闭之分。虚闭者，有脾胃气陷清阳不升、心血不足宗脉虚损……亦不独肾精亏损、不能上濡空窍，或肾阳不足，不能化精上荣一候。本证为中年体质未衰，骤感风寒，疏解未尽，误用填补，致未尽之风寒兼夹湿痰壅闭于络，闭塞耳窍，属实闭范畴，非治肾可效，当以祛邪为先，邪去窍开，耳鸣自除，耳聋自聪。

100 脱 发

刘树农

［案例］《上海老中医经验选编·刘树农医案》[9]

王某，女，14 岁。

初诊：1976 年 12 月 17 日。患者近来头发渐渐枯黄，且有大把脱发，尤以 1 周来为甚，胸闷喜太息，二便尚调，舌苔薄，脉细。拟补养心血治之。

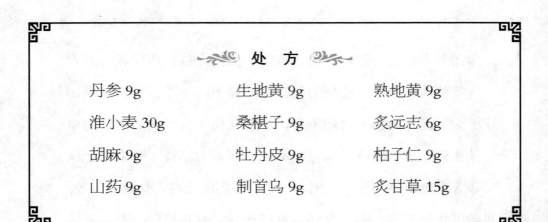

处 方

丹参 9g	生地黄 9g	熟地黄 9g
淮小麦 30g	桑椹子 9g	炙远志 6g
胡麻 9g	牡丹皮 9g	柏子仁 9g
山药 9g	制首乌 9g	炙甘草 15g

7 剂。

二诊：12 月 24 日。近来脱发仍多，尤以额际上为甚。追询病史，诉常易伤风感冒，余无不适，舌脉同前。额际上为手阳明大肠经循行之路，肺与大肠相为表里，肺主皮毛，试从清肺热活血络治之。

处 方

桑白皮 9g	地骨皮 9g	黄芩 9g
胡麻 9g	麻仁 9g	柏子仁 9g
制首乌 9g	苍耳子 9g	白茅根 30g
知母 9g	牡丹皮 9g	生甘草 15g

7 剂。

三诊：12 月 31 日。脱发已减，舌脉如前。仍宗上方加生地 9g，7 剂。

四诊：1977 年 1 月 7 日。脱发见少，舌边红，脉平。上方去苍耳子，加生石膏（先煎）30g，7 剂。

五诊：1 月 14 日。前投之药尚属合机，脱发已愈，仍宗前法，以资巩固。

处　方

桑白皮 9g　　　　　地骨皮 9g　　　　　知母 9g

生地黄 9g　　　　　生甘草 4.5g　　　　牡丹皮 9g

胡麻 9g　　　　　　制首乌 9g　　　　　黄芩 3g

生石膏（先煎）30g

〔辨析评述〕

(1) 发为肾之外候，发枯萎黄易脱落常治于肾。发为血之余，血枯、血瘀常兼见脱发。张子和又有血热太过之说，认为是火多水少，木反不荣，火至于顶，炎上之甚也。《医碥》则云："尝见人年三四十，后顶发脱落者，其人必躁动多火，常患目疾。顶发茂密者，其人必沉静少火。"丹溪有"厚味成热，湿痰在膈间，又平日多吃梅，酸味收，湿热之痰随气上升，熏蒸发根之血，渐成枯槁，故脱发"之病案举例论说。

(2) 本案初诊依据"发为血之余""发为肾之外候"的论点进行治疗，无效。二诊时，发现脱发尤以额际上为甚，且夙易罹患感冒之体，知病涉肺与大肠，结合脉症，认为缘于肺脏有热，致"皮枯而毛拔"，旋用清肺热活血络，20 余剂而愈。

体　会

　　初诊认为血虚，可是除脉细、苔薄外，并无血虚特征。如言肾虚，14 岁女孩言之无据，亦无肾虚表现。如为血虚、肾虚，必呈慢性逐渐加重情形。此案脱发为 1 周来加重，知病不在肝肾，而治从肝肾，应属误诊。二诊察知肺与大肠病证，邪由外感六淫、入里化热，宗肺主皮毛之说立意，看似并无明显热象，但头发渐渐枯黄就是肺热毛焦之验。可见辨证必须从微细处入手，舍此别无二法。

参考文献

[1] 张菊人 . 菊人医话 . 北京：人民卫生出版社，1960

[2] 王寿亭，王现图，张志兴，等 . 临证实效录 . 郑州：河南科学技术出版社，1982

[3] 赵尚华，张俊卿 . 张子琳医疗经验选辑 . 太原：山西人民出版社，1978

[4] 李继昌 . 李继昌医案 . 昆明：云南人民出版社，1978

[5] 吴生元，吴元坤 . 吴佩衡医案 . 昆明：云南人民出版社，1979

[6] 顾渭川 . 渭庐医案醇媵 . 上海：上海市中医文献馆，1962

[7] 严世芸，郑平东，何立人 . 张伯臾医案 . 上海：上海科学技术出版社，1979

[8] 李聪甫 . 李聪甫医案 . 长沙：湖南科学技术出版社，1979

[9] 上海市卫生局 . 上海老中医经验选编 . 上海：上海科学技术出版社，1980

[10] 肖龙友 . 现代医案选（第一集）. 北京：人民卫生出版社，1960

[11] 张锡纯 . 医学衷中参西录 . 2 版 . 石家庄：河北人民出版社，1977

[12] 湖南省中医药研究所 . 湖南省老中医医案选 . 长沙：湖南科学技术出版社，1980

[13] 王渭川 . 王渭川临床经验选 . 西安：陕西人民出版社，1979

[14] 丁甘仁 . 丁甘仁医案 . 上海：上海科学技术出版社，1960

[15] 万济舫 . 万济舫临证辑要 . 武汉：湖北人民出版社，1982

[16] 赵棻 . 赵棻医疗经验（选集）. 福州：福建医科大学，1977

[17] 张英远，孙继先 . 孙允中临证实践录 . 沈阳：辽宁人民出版社，1981

[18] 戴慧芬，戴天载，严继林，等 . 戴丽三医疗经验选 . 昆明：云南人民出版社，1980

[19] 姚贞白诊疗经验整理小组 . 姚贞白医案 . 昆明：云南人民出版社，1980

[20] 浙江省中医研究所，浙江省嘉兴地区卫生局 . 金子久专辑 . 北京：人民卫生出版社，1982

[21] 周小农 . 周小农医案 . 上海：上海科学技术出版社，1962

[22] 赖良蒲 . 蒲园医案 . 南昌：江西人民出版社，1965

[23] 广东省医药卫生研究所中医研究室 . 广州近代老中医医案医话选编 . 广州：广东科学技术出版社，1979

[24] 唐伯渊，杨莹洁 . 沈绍九医话 . 北京：人民卫生出版社，1975

[25] 窦伯清 . 窦伯清医案 . 兰州：甘肃省中医院，1975

[26] 杨扶国 . 杨志一医论医案集 . 北京：人民卫生出版社，1981

[27] 中医研究院西苑医院 . 赵锡武医疗经验 . 北京：人民卫生出版社，1980

[28] 中医研究院西苑医院儿科 . 赵心波儿科临床经验选编 . 北京：人民卫生出版社，1979

[29]　曹颖甫.经方实验录.上海：上海科学技术出版社，1979

[30]　中国中医研究院.岳美中医案集.北京：人民卫生出版社，1978

[31]　王堉.醉花窗医案.太原：山西人民出版社，1979

[32]　徐福松.许履和外科医案医话集.南京：江苏科学技术出版社，1980

[33]　赵守真.治验回忆录.北京：人民卫生出版社，1962

[34]　谭述渠.谭氏南游医案实录.香港：中国医药出版社，1964

[35]　中医研究院广安门医院.医话医论荟要.北京：人民卫生出版社，1982

[36]　俞岳真.叶方发微.浙江省新昌县科学技术协会印，1980

[37]　柯利民.老中医医案选.哈尔滨：黑龙江科学技术出版社，1981

[38]　黎少庇.黎庇留医案.广州：广东省中医药研究委员会印，1958

[39]　宋鞠舫.湖州十家医案.湖州中医院印，1979

[40]　中华全国中医学会浙江分会.医林荟萃（第五辑）.杭州：浙江省卫生厅，1981

[41]　朱卓夫.临证心得.长沙：湖南人民出版社，1964

[42]　上海中医研究所.张赞臣临床经验选编.北京：人民卫生出版社，1981

[43]　朱良春.章次公医案.南京：江苏科学技术出版社，1980

[44]　冉雪峰.冉雪峰医案.北京：人民卫生出版社，1962

[45]　张梦侬.临证会要.北京：人民卫生出版社，1981

[46]　杨作楳.临证录.兰州：甘肃人民出版社，1980

[47]　山东省中西医结合研究院.刘惠民医案.济南：山东科学技术出版社，1978

[48]　袁焯.丛桂草堂医案.上海：上海科技卫生出版社，1958

[49]　浙江省卫生厅名中医医案整理小组.叶熙春医案.北京：人民卫生出版社，
　　　1965

[50]　北京中医医院.关幼波临床经验选.北京：人民卫生出版社，1979

[51]　上海中医学院附属龙华医院.黄文东医案.上海：上海人民出版社，1977

[52]　成都中医学院.李斯炽医案（第一辑）.成都：四川人民出版社，1978

[53]　赵明锐.经方发挥.太原：山西人民出版社，1982

[54]　邹云翔.邹云翔医案选.南京：江苏科学技术出版社，1981

[55]　刘梓衡.临床经验回忆录.成都：四川人民出版社，1980

[56]　苏州市中医院.黄一峰医案医话集.南京：江苏科学技术出版社，1979

[57]　湖南中医学院第二附属医院.言庚孚医疗经验集.长沙：湖南科学技术出版社，
　　　1980

[58]　中医研究院西苑医院.钱伯煊妇科医案.北京：人民卫生出版社，1980

[59]　广州中医学院妇产科教研室.罗元恺医著选.广州：广东科技出版社，1980

[60]　华廷芳.华廷芳医案选.哈尔滨：黑龙江人民出版社，1980

[61]　李健颐.临证医案笔记.福州：福建省中医研究所，1961

[62]　浙江中医学院.何任医案选.杭州：浙江科学技术出版社，1981

[63]　马光亚.台北临床三十年.台北：世界书局，1981